Ewald Kliegel

REFLEXZONEN
UND
ORGANSPRACHE

Heilwerden an Leib und Seele

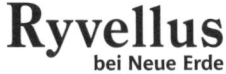
bei Neue Erde

Ewald Kliegel
Reflexzonen und Organsprache

1. Auflage 2008

© Neue Erde GmbH 2007
Alle Rechte vorbehalten.

Titelseite: Ewald Kliegel
Gestaltung: Dragon Design, GB

Satz und Grafiken:
Dragon Design, GB
Gesetzt aus der Times

Gesamtherstellung: Fuldaer Verlagsanstalt GmbH, Fulda

Printed in Germany

ISBN 978-3-89060-272-1

Ryvellus ist ein Imprint bei NEUE ERDE

Neue Erde GmbH
Cecilienstr. 29 · 66111 Saarbrücken · Deutschland · Planet Erde
www.neueerde.de

Inhalt

Vorwort   6

Einführung   7

Der Weg zur Seele – eine Hinführung   **12**

Die Morgendämmerung des Bewußtseins   12

Die Steinzeit – ein Hort von Primitiven?   14

Einer der ältesten Kriminalfälle der Geschichte   15

Die Sinnfragen kommen durch die Hintertür   18

Die Seele heilt mit   20

Der Weg der Rituale   22

Der zweite Zugang: die Reflexzonen   24

Jedes Organ hat eine Idee   25

Unser seelisches Erbe meldet sich   27

Von den Befindlichkeiten zu den Organen   28

Reflexzonen können noch mehr   29

Die Luftballontechnik   29

Die Begleiter auf dem Heilweg   **31**

Gehirn: Die Krone – Ordnen und Regieren   32

Auge: Das Horusauge – Erkennen des Wesentlichen   39

Ohr: Die Harfe – Der eigene Ton   46

Mundraum: Das Wolfsrudel – Abwehr in Gemeinschaft   50

Schultern: Die Waage – Balance bewahren   55

Leber/Galle: Krieger und Amazonen – mutig und gelassen   60

Magen/Pankreas: Kessel und Füllhorn – Veredelung und Fülle   66

Lunge: Der Drache – Atem des Lebens   71

Herz: Der Engel – Die barmherzige Hilfe   75

Milz: Der Wächter – Hüter der Schwelle   80

Darm: Das Netz – Einverleiben und Durchschleusen   87

Niere/Blase: Die Quelle – Sprudelnde Kraftquellen   92

Wirbelsäule: Der Baum – Stabil und aufrecht   98

Hüfte: Das Rad – Zentrierte Fortbewegung   104

Geschlechtsorgane: Die Schlange – Vereinigung der Gegensätze   111

Zur Entstehung dieses Buches   *117*

Quellen und Anmerkungen   *119*

Vorwort

Dieses Buch möchte Sie zu einem Ausflug in das Reich der Seele einladen, zu einer Zeitreise in die Vergangenheit, die in jedem Augenblick auch Gegenwart und Zukunft sein kann. Unsere Reisebegleiter sind erfahrene Seelenführer: Es sind die Symbole unserer Organe als geistige Vertreter unseres Körpers, von denen wir Antworten erhalten und die uns mit ihren Schlüsseln die Pforten zu unseren seelischen Aspekten öffnen. Alle diese Helfer haben sich seit der Bewußtwerdung des Menschen bewährt und sind schon vielen Generationen auf dem Weg zur Seele beigestanden.

Dieser Weg ist sehr vielfältig, und jeder von uns besitzt seine eigene Route dorthin. Es ist ein Weg, den die Helden zu allen Zeiten beschritten haben. Ob uns ein Odysseus im antiken Griechenland vorführt, wie vielschichtig die Abenteuer des Menschseins sein können, ob eine Hildegard von Bingen zeigt, wie man die herrschende Weltsicht mit Visionen sprengt, oder ob wir wissen wollen, wie wir am besten im Alltag unser Leben meistern können – all dies wurde von unseren germanischen Vorfahren mit Namen belegt, die noch bis in unsere Zeit hinein klingen. Auf dem »Hellweg«, wie ihn unsere Ahnen bezeichnet haben, müssen wir vielleicht manchmal durch die Hölle gehen. Genauso gut können wir dort aber auch Frau Holle begegnen, die uns mit Glück überhäuft. Alle diese Begriffe »Hellweg«, »Holle« oder Hölle« stammen von der gleichen Sprachwurzel ab, zu der auch »heilen« gehört. Sie weisen auf unseren Zugang zu tiefen Erfahrungen hin, eben zu einem ganz persönlichen Heilweg zur Seele.

Auf unserem Weg werden wir höchst interessante Gestalten treffen, die zwar oft in Rätseln sprechen, aber dennoch leicht verständlich sind: Mythen, Märchen und Geschichten. Sie werden so manche Seelentiefen ausleuchten und uns helfen, die großartigen Zusammenhänge von Körper, Seele und Geist zu erkennen, in die wir sicher eingebettet sind und Seiten zum Vorschein bringen, die uns helfen, gesund zu bleiben und ein Stück weit mehr heil zu werden.

Stuttgart, im Frühjahr 2007

Einführung

Seelische Angelegenheiten folgen eigenen Gesetzen. Dies gilt besonders im Zusammenhang mit unserer Gesundheit. Das Ausdrucksmittel, mit dem wir dabei den Zustand unseres Wohlbefindens im Alltag verpacken, ist die Organsprache. Ob uns das Herz vor Freude hüpft oder ob uns etwas an die Nieren geht; über die Organsprache können wir uns mitteilen, wie wir uns fühlen. Solche Redewendungen finden wir weltweit auf allen Kontinenten. Freunde aus Südafrika konnten mir Beispiele für Rückenthemen in ihrer Muttersprache Khoisa geben, eine gute Freundin aus Georgien bestätigte mir, daß auch dort Herzensangelegenheiten das Herz in der Rede führen, und eine japanische Bekannte erzählte mir von den blumig ausgeschmückten Organumschreibungen in ihrer Sprache. Wenn wir in jedem Kulturkreis vom Nordkap bis zum Kap der Guten Hoffnung die Organe im alltäglichen Sprachgebrauch wiederfinden, verrät uns dies, daß wir ein tiefes Verständnis für unsere Organe besitzen, das uns noch sehr wenig bewußt ist.

Wenn wir von der Seele sprechen, nehmen wir die Psyche meistens gleich mit ins Schlepptau. Dies ist nicht verwunderlich, da beide Begriffe Ähnliches meinen und im Grunde nur verschiedenen Sprachräumen entspringen. Seele kommt von althochdeutschen »seula – das zum See gehörende«,[1] und Psyche ist die griechische Übersetzung, die vor allem in den medizinischen Wissenschaften verwendet wird. Zudem hat die Seele in der Geschichte der Philosophie und Theologie mehrmals einen Bedeutungswandel erfahren,[2] wobei es immer um die Fragen ging, wie materiell die Seele wohl sei und wie viel davon den Körper überlebt.

Unsere »Wege zur Seele« in diesem Buch möchten Sie in Kontakt mit den Seelenqualitäten bringen, die den Körper formen. Die Psyche (so, wie wir den Begriff hier verwenden) ist dabei das unbewußte »psychosomatische« Übersetzungsprogramm, das unserem Körper, dem Denken und den Gefühlen noch sehr nahesteht, während sich die Seele unserem Verstand entzieht. Wir können sie allenfalls erahnen. In diesem Sinne besitzt unsere Seele einen Körper mit denkenden und fühlenden Eigenschaften, oder poetisch gesprochen ist dieser ganzheitliche Körper der Tempel unserer Seele. Leider gehen wir meist anders damit um und folgen der irrtümlichen Ansicht, unser kleines Ego würde alle seelischen Belange regeln können. Hier verwechseln wir die beiden geistigen Schwestern Seele und Psyche. Beide wirken mächtig auf unser Leben und unseren Körper ein. Gedanklich beeinflussen können wir allerdings nur die Psyche. Der älteren Schwester, der Seele, müssen wir folgen, denn sie ist das geistige Prinzip, das uns Leben spendet und das uns formt. In den Organideen können wir diesen Seelenqualitäten näherkommen und uns dadurch besser verstehen lernen.

Als vor etwa 80.000 Jahren unseren Vorfahren das Bewußtsein dämmerte, wurde für uns auch das Wesen von Krankheit und Gesundheit bedeutsam. In dieser schier ewigen Vorlaufzeit gehören die 400 Jahre seit der Entdeckung des Blutkreislaufs[3] fast noch zur Gegenwart und selbst die 2000 Jahre, die seit der Beschreibung der Organe im Nei Ching[4] vergangen sind, können wir auf dieser Zeitschiene nahe bei uns verorten. Doch kaum meinen wir, die anatomischen Feinstrukturen der Zellen und das Erbgut entschlüsselt zu haben, schon betreten wir mit der Kommunikation und den energetischen Aspekten in unserem Körper ein Neuland, das uns wahrscheinlich noch eine Weile beschäftigen wird. Die Entwicklung geht weiter, und die Erforschung des Wesens unserer Organe ist noch lange nicht abgeschlossen.

Bereits unsere Urahnin, die vor 35.000 Jahren die Venus von Willersdorf schuf, hatte klare Vorstellungen vom menschlichen Körper, und die Baumeister, die vor 7000 Jahren das Sonnenobservatorium bei Goseck errichteten, waren mit Sicherheit genauso wie wir darauf bedacht, gesund zu bleiben. Dabei entsprach das medizinische Verständnis unserer Vorfahren ganz gewiß nicht unseren modernen Konzepten von Anatomie. Es war von magischen und mythischen Elementen geprägt. Dennoch war es über Jahrtausende hinweg schlüssig und hat den Fortbestand der Spezies Mensch gewährleisten können, wie wir an der Tatsache unserer Existenz sehen können. Medizin war eine Angelegenheit, die auch andere Welten mit einbezog. Reste davon haben sich noch beim Volk der San, Buschmännern in der südafrikanischen Kalahari, und bei den australischen Aborigines erhalten. Dort gehen die Schamanen nach wie vor auf eine innere Trancereise, um nach den Ursachen von Krankheiten zu fahnden und sie in der geistigen Welt zu heilen.

Wahrscheinlich werden unsere heutigen Annahmen von den Funktionen des Körpers die Menschen im vierten Jahrtausend genauso zum Lächeln verleiten, wie wir dazu neigen, die gesundheitlichen Bilderwelten unserer schamanistischen Vorfahren mit ihren Beschwörungen und Ritualen als einen Zauber abzutun, der nicht mehr in unsere Zeit paßt. Aber ist denn unsere gedankliche Abtrennung des Körpers von der Eingebundenheit in das Universum nicht ebenso eigenartig? Wir versuchen, die seelisch-geistigen Einflüsse auf die Gesundheit kleinzureden oder sogar zu verleugnen. Dies wird unseren zukünftigen Zeitgenossen bei allem Respekt vor unseren technologischen Errungenschaften in der Medizin ziemlich unverständlich erscheinen.

Die Kulturen unserer Steinzeitahnen sind längst untergegangen, ein Schicksal, das wir irgendwann mit ihnen teilen werden. Sie haben uns jedoch ein großartiges Vermächtnis hinterlassen, das wir weitertragen. Deren Seelenbilder als gemeinsames menschliches Erbe sind heute noch so aktuell wie damals, als wir als Jäger und Sammler über die Erde streiften. C. G. Jung bezeichnete diese kollektiven Bilder der menschlichen Seele als Archetypen.[5] Wenn wir abstrakten Gestalten wie der guten Fee, der bösen Hexe, dem Helden, dem weisen Alten oder dem inneren Kind eine solche Bedeutung verleihen, dann dürfen wir unserem Körper mit seinen Organen auch diesen Status zugestehen.[6] Mit der Symbolsprache, die sie verkörpern, verfügen wir über einen Reichtum, den wir uns erst seit kurzem wieder erschließen.

Dieses Buch möchte Ihnen die Organe einmal anders vorstellen, als Symbole,[7] deren Wurzeln weit in unsere Vergangenheit reichen und die gleichwohl in unserem Erleben eine bedeutende Rolle spielen. Manche dieser Symbole, wie unseren Lungen-Drachen oder das Wolfsrudel im Mundraum, haben wir aus den Augen verloren und andere, wie das Rad der Hüfte, erfahren viele von uns als tagtägliches schmerzhaftes Geschehen beim Bewegen.

Um unsere Funktionsträger des Lebens, unsere Organe, besser zu verstehen, müssen wir unseren Blick in die Vergangenheit öffnen. Wenn wir von dort aus unsere Betrachtung der Organe entwickeln, entdecken wir eine völlig neue Sichtweise von ganzheitlicher Gesundheit. Die Organe haben dann weit mehr zu bieten, als die wissenschaftlichen Erkenntnisse über den Aufbau der Zellen und deren Funktionen. Sie verkörpern archetypische Ideen, die uns viel zu sagen haben.

In den dreißig Jahren, in denen ich mich als Masseur und Heilpraktiker um die Gesundheit meiner Patienten kümmere, irritiert es mich nach wie vor, daß die Menschen trotz Krankheiten oder Schmerzen herzlich wenig über ihren Körper wissen, dafür aber die Fußballergebnisse der letzten Woche kennen oder genau sagen können, welche Farben in der kommenden Modesaison getragen werden. Dieses Informationsdefizit bezüglich der Organe findet sich quer durch alle Bildungsschichten. Wie kommt es, daß wir so wenig über unsere Funktionsträger des Lebens wissen? Hat uns die Medizin dumm gehalten oder stecken andere Gründe dahinter? Was die Ärzte betrifft, so dürfen wir sie von allen Vorwürfen freisprechen. Im Gegensatz zum Geheimwissen der Schamanen bietet die Medizin unglaublich viel Aufklärung, und wenn ich die Ärzte in meinem Freundeskreis betrachte, so ist deren Engagement, den Patienten ihre Krankheiten zu erklären, geradezu bewundernswert. In unserer Informationsgesellschaft gibt es zudem genügend Möglichkeiten, Wissenslücken zu schließen. Daran kann es also nicht liegen.

Bedauerlicherweise ist es viel banaler. Die Organe sind nicht interessant genug. Es beginnt bereits in der Schule, wo wir lernen, daß die Leber 1500 Gramm wiegt und ein Stoffwechselorgan ist. Vielleicht vergleicht es ein guter Lehrer mit einem Chemielabor; die Bedeutung des Stoffwechsels wird sich jedoch vielen bis ans Lebensende nicht erschließen. Was fehlt, sind die Gefühle, die mit den Organen verbunden sind, und Geschichten, mit denen wir die Organe geistig zum Leben erwecken. So lange die Lunge nicht mehr ist als ein Blasebalg für den Sauerstoff, die Leber wie ein Chemiewerk funktioniert und das Herz nicht mehr als eine Blutpumpe darstellt, werden uns die Organe fremd bleiben. Wenn wir aber den Drachenhauch der Lunge fühlen können oder wenn uns klar wird, daß die mutigen Entscheidungen eines James Bond oder einer Lara Croft von der Leber ausgehen, dann werden die Organe lebendig. Einzig dem Herzen gestehen wir zu, daß es bedeutsam für die Liebe ist. So findet sich das symbolische Herz in der Rinde von so manchem Baum in Verbindung mit zwei Namen wieder, und wir brauchen keine Erklärung, um unser seelisches Herz mit seinen emotionalen Aspekten zu verstehen.

Dabei ist diese faszinierende Organwelt leicht zugänglich, denn die Pforten befinden sich direkt auf unserer Haut. Hier können wir über die Reflexzonen[8] die Organe erreichen und mit gezielter Lenkung der Aufmerksamkeit und Atemtechniken in Kontakt mit den seelischen Anteilen der Organe kommen.

Vieles deutet darauf hin, daß Reflexzonen wie auch die Organideen stark energiebezogen sind. Zumindest haben sich die energetischen Behandlungsmethoden besonders gut bewährt. Hierzu gehören sanfte Punktmassagen und seit einigen Jahren zunehmend auch Edelsteine. *Am Ende von jeder Organbetrachtung erhalten Sie daher eine kleine Anleitung, wie Sie mit der archetypischen Idee dieses Organs in Kontakt kommen können.* Neben einer stabilen Gesundheit erfahren wir dadurch ein tiefgehendes Wohlgefühl, das durch Krisen trägt und uns in guten Zeiten das Leben besser genießen läßt. Oftmals verschwinden als Nebenwirkung sogar Beschwerden. Dies alles können Ihnen Ihre Organe bieten, wenn sie in ihren Ideen gewürdigt werden.

Der Weg zur Seele – eine Hinführung

Die Morgendämmerung des Bewußtseins

Ayo war stolz und beruhigt. Endlich hatte sie ihre Tätowierung erhalten, die sie vor dem Schicksal ihrer Geschwister bewahren würde. Ihr älterer Bruder war schon gestorben, und bei ihrer jüngeren Schwester waren nun die gleichen Krankheitsmerkmale aufgetreten, die dem Tod des Bruders vorausgingen: Alle waren sie anfangs sehr aufgeregt und spürten, daß ein Geist von ihnen Besitz ergriff. Darauf folgte eine große Hitze im Körper, der Schweiß lief wie in Bächen, und als der böse Geist mehr Macht bekam, wurden sie immer schwächer. Sie wurden so schwach, daß sie nurmehr liegen konnten, und als sich der Kampf dem Ende neigte, entstanden die Male des Todes: rote Flecken auf der Haut, die sich dunkel verfärbten. Schließlich haben alle den Kampf gegen den Geist verloren.

In ihrer Verzweiflung hatte Ayo die Schamanin angefleht, sie möge ihr doch das Zeichen in die Haut ritzen, das sie vor dem unheilvollen Geist und dem grausamen Sterben schützen würde. Wie hatte sie bei ihrem ersten Besuch gebettelt und der Schamanin alles versprochen. Doch die Zeit war noch nicht reif, denn der Mond stand noch nicht günstig für das Ritual.

Nun war alles vorbei. In der ersten Nacht des zunehmenden Mondes hatte die weise Frau Wurzeln gekaut, die ihr den Zugang zur Geisterwelt ermöglichten. Ayo bekam ein Gebräu aus Wurzeln und Kräutern zu trinken, woraufhin ihr etwas leicht im Kopf wurde. Dann hatte die Schamanin den Platz gereinigt, die Maske angetan und die Ahnen angerufen. Als der Kreis auf den Boden der Hütte um Ayo gezeichnet war, wurden die Schutzgeister eingeladen, und die Tätowierung der magischen Zeichen in Ayos Haut begann. Strich für Strich ritzte sie das magische Zeichen mit der scharfen Pfeilspitze in die Haut über ihr Brustbein. Dann rieb die Schamanin Asche mit rotem Salz in die Wunde. Dieses Zeichen, das nun auf ihrer Brust fixiert war, würde dafür sorgen, daß Ayo vor bösen Geistern und Krankheiten geschützt war.

Danach hatten die beiden im fahlen Schein des Feuers ausgiebig gelacht und sich über die jungen Männer des Stammes unterhalten. Nun war sich Ayo sicher, daß sie dem Schicksal entgehen würde, das bereits einigen Mitgliedern ihres Stammes den Tod gebracht hatte. Zudem konnte sie sich jetzt den besten Mann aussuchen, denn mit ihrer Tätowierung trug sie die Garantie für Schutz und Gesundheit für alle sichtbar auf der Haut.

Solche magischen Rituale dürften in der Steinzeit in großem Umfang für die Gesundheit gesorgt haben. Wissenschaftler fanden in einer Höhle in Sambia eine Fülle von 300 eisenhaltigen Pigmentresten für die Farbherstellung, die von der Universität Bristol auf ein Alter von 350.000 Jahren geschätzt werden.[9] Wir dürfen annehmen, daß sie nicht nur für Höhlenmalereien sondern auch für Körperbemalungen verwendet wurden. Spätestens 80.000 Jahre vor unserer Zeit hat das Wissen um die Endlichkeit des Daseins den Menschen erreicht. Die rituellen Grabbeigaben des Neandertalers zeigen, daß sich der Mensch erstmals Gedanken um Leben und Tod gemacht hat.[10] Neben der Qualität der Zeit, den Konzepten von Vergangenheit und Zukunft, brachte uns dies aber auch die schreckliche Gewißheit, daß wir sterben müssen und krank werden können. Im aufgehenden menschlichen Bewußtsein entstand daraus das spirituelle Bedürfnis, den Tod zu überwinden, und die weltliche Sorge um die Gesundheit. Wir wissen nicht, ob der Neandertaler bereits die Kunst als kulturellen Kitt entdeckt hatte, aber spätestens 35.000 vor unserer Zeit[11] haben die Steinzeitkünstler auf der Schwäbischen Alb eine reichhaltige Kunstsammlung geschaffen: Flöte, Löwenmensch oder Mamutfigürchen sind die bekanntesten davon. Der Frühgeschichtler Dietrich Mania[12] geht jedoch von einer viel früheren Bewußtseinsentwicklung des Menschen aus. Anhand der sorgsam angeordneten Funde von Bison- und Menschenknochen auf der gepflasterten Kultstätte von Bilzingsleben nimmt er an, daß der Homo erectus, einer unserer Vorvorfahren, bereits vor 370.000 Jahren schon ein kulturelles Verständnis hatte.

Wenn wir aus unserem 21. Jahrhundert dorthin zurückblicken, haben wir von diesem fast noch tierischen Bewußtsein eine beachtliche kulturelle Reise über viele Bewußtseinsstufen hinter uns gebracht. Nach Jean Gebser[13] folgte dem ersten, dem archaischen Bewußtsein das magische, dann das mythische, und schließlich nach dem perspektivischen Bewußtsein ab dem 13/14. Jahrhundert unser integrales Bewußtsein, in dem wir alle vorhergehenden Stufen in uns vereinigen. Wir sollten jedoch unsere Wurzeln nicht achtlos beiseitelegen, denn wir tragen alle diese Schritte nach wie vor in uns, und jede Bewußtseinsstufe kann in »verrückten« Zuständen jederzeit wieder zum Vorschein kommen. Die Brunftrituale der Verliebten mit ihren oft völlig unsinnigen Verhaltensweisen mögen dazu genauso zählen wie die schamanistische Heilkunst, bei der die Krankheiten in der geistigen Welt behandelt werden, oder der Amoklauf mit seinen unschuldigen Opfern.

Unsere Errungenschaften dieser Entwicklung sind jedoch überwältigend: In den vielen Jahrtausenden seit der Bewußtwerdung schälte sich aus dem animalischen Gespür für nützliche und giftige Pflanzen das Wissen um die Heilkräuter heraus, aus den tierischen Balz- und Territorialritualen entstanden Gesellschaften und Kulturen, in denen wir auf engstem Raum zusammenleben können, und das Grundbedürfnis nach Berührung entwickelte sich über gezielte Massagen zu manuellen Therapien und zur Osteopathie.

Die Steinzeit – ein Hort von Primitiven?
Machen wir einen Zeitsprung: In etwa 3.000 Jahren wird in Palästina mit der Kreuzigung eines unbequemen Predigers namens Jesus Christus eine neue Zeitrechnung beginnen. In Ägypten ist erst vor kurzem eine unglaublich lange Zeitepoche zu Ende gegangen, von der Platon schreibt: »Weder Malern noch anderen, die Kunstwerke schaffen, war es gestattet, Neuerungen zu treffen oder anderes als von den Vätern Übernommenes auszusinnen…«[14] In China wird in 1200 Jahren der Fürst Yu die erste dokumentierte Dynastie, die der Xia, gründen.[15] Spätere Texte bemerken, daß in der Xia-Zeit bereits Alkohol gebraut wurde und der erste Kalender entstand.

Und bei uns in Europa? Haben sich hier wirklich nur mit Fellen behängte Primitive herumgetrieben, die in Höhlen gehaust haben? Oder haben wir die kulturellen Fähigkeiten unserer Vorfahren einfach noch nicht wahrgenommen? Die Zweifel an unserem Barbarentum sollte allein schon das 7000 Jahre alte Sonnenobservatorium von Goseck[16] in Sachsen-Anhalt ausräumen. Claus Krämer meint im Zusammenhang mit einem ähnlichen Bauwerk, der Megalithanlage von Stonehenge in Südengland:[17] »Es paßt nicht zusammen, daß urzeitliche Menschen, die mehr oder weniger gerade erst von den Urwaldbäumen geklettert sein sollen, riesige Felsbrocken aus den Bergen brechen, nur um diese dann 400 Kilometer entfernt im Kreis aufzustellen.«[18] Neuere Erkenntnisse über die revolutionären Veränderungen in der Lebens- und Produktionsweise der Menschen in der Jungsteinzeit vor etwa 6.000 Jahren weisen darauf hin, daß unsere Vorfahren ihre Erzeugnisse in einer Art Arbeitsteilung fertigten und so dank Fachwissen und Spezialisierung eine beschleunigte Weiterentwicklung ihrer handwerklichen Fertigkeiten erreichten.[19] In diese Zeit fällt auch die Erfindung des Rades.

Zudem beweist der Fund der ältesten Flöte der Welt im schwäbischen Jura, die vor 35.000 Jahren höchst filigran aus Mammut-Elfenbein geschnitzt wurde,[20] daß die Menschen in der europäischen Steinzeit nicht nur unartikulierte Laute von sich gaben, sondern höchst kunstsinnig waren. Dies läßt sogar die Schlußfolgerung zu, daß unsere Urahnen bereits die Bedeutung der Musik als kulturellen Kitt für die Gemeinschaft erkannten.

Einer der ältesten Kriminalfälle der Geschichte

Kehren wir zu unserem Zeitsprung zurück. 5300 Jahre vor der Nutzung der Kernspaltung, einer Zeit, die wir die Jungsteinzeit nennen, brach ein Schamane aus dem Piemont auf, um die Alpen zu überqueren, ein Unternehmen, das zu einem der ältesten Kriminalfälle der Weltgeschichte werden sollte und nach mehr als fünf Jahrtausenden immer noch spannend ist. Würden wir diesen Fall rekonstruieren, so könnte es sich folgendermaßen abgespielt haben:

Während des Überfalls auf seine Siedlung hatte sich Urdu, der 45 Jahre alte Dorfälteste, Krieger und Schamane aus dem Eisacktal[21] wacker geschlagen. Er war hoch angesehen, hatte er doch einen hinterhältigen Pfeilschuß vor zwei Jahren mit Hilfe seiner Heilkräuter und magischen Kräfte überstanden. Zudem verstand er sich auf die Kunst des Kupferschmiedens und konnte die farbige Erde in das edle und feste Metall umwandeln, aus dem er Waffen, Werkzeuge und Schutzamulette schmiedete.

Doch nun mußte er mit den Resten seiner Sippe vor einer Übermacht fremder Eindringlinge fliehen, die bereits die Hälfte der Einwohner ermordet hatte. Der verbliebene Rest der Bewohner war schon vorausgeeilt, und er wollte zum vereinbarten Treffpunkt nachkommen. Sie waren überrascht worden, und so hatte er keinerlei Vorbereitungen treffen können. Er wollte noch seine Heilungsutensilien und ein paar Pfeile für die Verteidigung holen. Doch beim Verlassen seines Dorfes hatten ihm seine Feinde den Weg abgeschnitten und bei einem Zweikampf wurde er an der Hand schwer verletzt. Seine einzige Möglichkeit bestand nun darin, über die Höhe zu entkommen.

Ein fremder Schamane und Händler hatte ihm im vergangenen Sommer von einer Reise über die großen Berge erzählt. Jetzt war es jedoch noch früh im Jahr, und morgens gab es noch Bodenfrost. Dennoch wollte er es versuchen, auch wenn er wußte, daß ein beschwerliches Unterfangen vor ihm lag. Der Fremde hatte ihn vor dem Haupthandelsweg über den Brenner gewarnt, da es dort vor Wegelagerern nur so wimmelte. Aber er hatte ihm einen weniger gefährlichen Weg beschrieben. Den wollte er nehmen.

In diesen Zeiten war jeder, der einen Schritt aus der gesicherten Umfriedung seines Dorfes tat, größten Risiken ausgesetzt. Dabei waren es nicht nur die wilden Tiere und Räuber, denen er begegnen würde. Die größeren Gefahren lauerten in den Geistern, die den Menschen nicht wohlgesonnen waren: Kobolde, Perchten, Drachen und andere Unwesen. Er war sich aber sicher, gegen die bösen Mächte geschützt zu sein. Dazu hatte er sich wie schon seine Vorfahren die traditionellen Punkte in die Haut sticheln lassen, die Schutz und Gesundheit gewähren.

Bei den Schamanen auf der anderen Seite würde er neue Heilmöglichkeiten erfahren und mit einem besseren Schutzzauber sein Dorf wieder zurückerobern. Daneben könnte er vielleicht sogar seinem Dorf helfen, nach den Mißernten der vergangenen Jahre eine größere Überlebenschance zu sichern. Dies war häufig auch bitter nötig, wie das Beispiel der griechischen Siedlung Lerna aus jener Zeit zeigt: »Das Leben in dieser bäuerlichen Siedlung war hart, Gelenkschäden durch Arthrose und Arthritis und Wirbelsäulenschäden sprechen eine deutliche Sprache. Zahnschäden wie Karies, Paradontose, Abszesse und Zahnverlust haben das Leben auch in jungen Jahren beschwerlich gemacht, und Rillen im Zahnschmelz sind Anzeichen einer ernsthaften Unterernährung im Wachstumsalter.«[22]

Urdu konnte sich in der Eile seiner Flucht nicht auf seine Reise über die Alpen vorbereiten. Glücklicherweise hatte er das dicke Fellwams und sein Heilgefäß aus Birkenrinde retten können, zudem ein paar Pfeilschäfte, eine Handvoll Steinspitzen und seinen Speer. So hatte er sich aus seinem Dorf ohne begleitende Segenswünsche stehlen müssen. Je höher er kam, desto mehr spürte er bei seinen Anstrengungen gegen den Schnee und die Kälte seine Kraft schwinden. Er war bei dem Kampf offensichtlich doch stärker verletzt worden, als er geglaubt hatte.

Vor Geistern hatte er sich schützen können. Aber seine Zeit war eine gewalttätige Zeit, in der die größte Gefahr für den Menschen vom anderen Mensch ausging. Irgendwann verließen unseren mutigen Flüchtling die Kräfte, und er starb in der Höhe einsam an seinen Verletzungen. Ein Schneesturm deckte schließlich den Leichnam zu, und so wurde er bis in unsere Zeit im Similaungletscher konserviert, wo er von Bergwanderern gefunden wurde und als »Ötzi« Berühmtheit erlangte. Die wissenschaftlichen Vermutungen des Bozener Pathologen Eduard Egarter-Vigl gehen davon aus, daß er bei einer kriegerisch-kämpferischen Auseinandersetzung verletzt worden sei und infolge der Blutungen und Verletzungen erschöpft zusammengebrochen und erfroren ist.[23]

Die Geschichte um Urdu ist erfunden, aber die Historiker, Pathologen, Ethnobiologen und Anthropologen haben die hier aufgeführten Tatsachen der Leiche von Ötzi bestätigt:[24] seinen Ursprung aus dem Eisacktal, die Verletzung durch einen Pfeil und die Tätowierungen an Rücken und Unterschenkeln. Bei Vergleichen mit chinesischen Quellen konnte zudem eine Punktgleichheit mit Akupunkturpunkten gefunden werden.

Nun stellt sich die Frage, wer dieses Punktesystem als erster entdeckt hat: die Chinesen oder die Europäer. Die Wahrheit dürfte dazwischenliegen und heißen, daß alle Kulturen unabhängig voneinander im Sinne eines ureigenen menschlichen Erbes eine Systematik auf der Haut entwickelt haben, daß der kulturelle Austausch durch den Handel auch in jenen Jahrtausenden dieses Wissen überall verfügbar machte und daß alle davon gegenseitig profitiert haben. Etwa 1000 Jahre später bei den Kelten, so berichtet Cäsar,[25] gab es regelmäßige Treffen der Druiden, zu denen diese von weither zusammenkamen. Wenn wir bedenken, daß bei Urdus Reise bereits 700 Jahre lang an Stonehenge gebaut worden war und die Anlage von Goseck schon 1000 Jahre zuvor verlassen wurde, war dieser Ideenaustausch durchaus wahrscheinlich.

Machen wir einen weiteren Zeitsprung, der uns direkt in die Gegenwart bringt. Die Funktionen des Körpers sind heute in vielen Bereichen erklärbar geworden. Bei einer akuten Blinddarmentzündung setzen wir statt magischer Ornamente das chirurgische Messer ein und bei schweren bakteriellen Infektionen, die noch vor 100 Jahren tödlich endeten, ist ein Antibiotikum deutlich besser geeignet als ein

Heiltanz. Dennoch stoßen wir genauso wie unsere steinzeitlichen Vorfahren mit den Fragen nach dem Sinn von Krankheit und Leid an Grenzen, die unser Bewußtsein überschreiten.

Die Sinnfragen kommen durch die Hintertür

Seit der Aufklärung versuchen wir, den magischen Ballast in der Medizin zu entsorgen. Bei genauer Betrachtung fallen die Erfolge in diesen Bemühungen jedoch recht bescheiden aus. Zum einen kann uns die Medizin keine Antworten auf die Lebens- und Sinnfragen geben und zum andern besteht nach wie vor ein beträchtlicher Teil der Heilkunst in magischen Handlungen. Auch unser Kunstgriff, die seelischen Anteile unseres Seins an die Religionen zu delegieren, ist fehlgeschlagen, denn dadurch stehen die öffentlich bestallten Heiler nur noch hilfloser vor diesen großen Fragen der Menschheit. Die Seele hat einfach keinen Platz in unserer Medizin. Der Philosoph Hans-Georg Gadamer brachte es auf den Punkt, als er den Unterschied zwischen dem objektiven Messen der Körperfunktionen und der Angemessenheit des Leibes herausstellte und dabei zwangsläufig auch die Seele mit ins Spiel brachte: »Was Leib ist, glaubt man zu wissen. Was Seele ist, weiß niemand. Was Leib und Seele ist, vielleicht ein Dynamismus? Leib jedenfalls ist Leben, ist das Lebendige; Seele ist das Belebende…«[26] Dabei sollten wir immer bedenken, daß »Leib« die gleichen Sprachwurzeln hat wie »life« und »Leben«.[27]

Die Seele läßt sich jedoch nicht unterdrücken und schleicht sich durch die Hintertür unserer Medizin immer wieder ein. Am deutlichsten kommt sie quer durch die Jahrtausende und Kulturen in Form von Magie zum Vorschein. Gerne hätten wir sie auf die Bühne zu David Copperfield oder in die Varietés verbannt und die Medizin den seriösen Wissenschaften überlassen. Doch die Magie ist nicht nur in den Heilritualen der brasilianischen Schamanen, südafrikanischen Sangomas oder Voodoo-Zauberern in Benin vertreten. Auch bei uns besteht ein beträchtlicher Teil der Medizin aus Magie: Farbige Pillen wirken besser als weiße, Spritzen lindern Schmerzen deutlich effektiver als Tropfen, und Ärzte in weißem Kittel haben eine höhere Heilungsquote als solche, die in Alltagskleidung ihre Patienten behandeln.[28]

Dieses Phänomen, der »Placebo-Effekt«, wird in der Medizin höchst kontrovers diskutiert. Zum einen, weil die medizinischen Wissenschaften gerne an die alleinige

Wirkung von ihren pharmazeutischen Präparaten glauben möchten und zum andern, weil der »Placebo-Effekt« selbst den nüchternsten Mediziner in die Nähe der Schamanen bringt. So sagt der Ulmer Prof. Porzsolt als angesehener Placeboforscher in einem »nano«-Beitrag auf 3sat:[29] »Ich glaube, daß wir in der Medizin ein Problem haben. Wir erklären die Erfolge, die wir beobachten, viel zu einfach. Wir meinen, daß sie ausschließlich auf Pillen, Bestrahlungen oder Operationen zurückzuführen seien, die wir machen. Ich glaube, daß da noch eine ganz andere Komponente im Spiel ist, die wir vielleicht die psychische Komponente nennen können.« Dies geht sogar so weit, daß Scheinoperationen am Knie die gleichen Erfolgsquoten erreichen wie echte Operationen. Diese Erfahrung ist vom amerikanischen Orthopäden Bruce Moseley belegt.

Wenn wir im Gesundheitsbericht der Bundesregierung von 1998 lesen,[30] daß der Einsatz von Röntgenaufnahmen bei Rückenbeschwerden nur bei ca. 2 % der Fälle therapeutisch nutzbare Informationen ergibt, so gibt es dafür verschiedene Schlußfolgerungen, die neben der berechtigten Informationssammlung über wirtschaftliche Interessen bis hin zu rechtlichen Absicherungen reichen. Eine davon ist sicher darin zu sehen, daß wir über eine magische Handlung in das Innere des Körpers blicken wollen und damit versuchen, eine vermeintliche Sicherheit zu erhalten. Anders ausgedrückt, eine beträchtliche Anzahl dieser Röntgenuntersuchungen sind Teil eines magischen Placebo-Rituals. Fairerweise müssen wir hinzufügen, daß die neuen bildgebenden Verfahren, wie Computertomographie, Ultraschalldoppleruntersuchungen oder Kernspintomographie eine Qualität erreicht haben, die höchst differenzierte diagnostische Aussagen erlauben. Dennoch bleibt auch hier noch ein Ritualfaktor, den wir nicht unterschätzen dürfen.

Placebos sind die weltweit am besten untersuchten Präparate, denn jedes Medikament muß in placebo-kontrollierten Studien auf seine Wirksamkeit geprüft werden. In den sogenannten Doppelblindstudien weiß weder der behandelnde Arzt noch der Patient, ob er ein wirksames Präparat erhält oder »nur« ein Scheinmedikament, eben ein Placebo. Die Wissenschaftsjournalistin Bettina Sauer[31] hat dazu einige Fakten zusammengetragen. Ob Migräne, Herzbeschwerden, Husten, Schlafstörungen, Entzündungen, Krebserkrankungen oder Arthritis – die Liste ließe sich beliebig auf alle medizinischen Bereiche ausweiten –, Placebos sind höchst erfolgreich. Und je überzeugender die magischen Handlungen der Mediziner vollzogen werden, desto wirksamer sind sie.

Die Seele heilt mit

In der Zeit, als ich im Stuttgarter Marienhospital als Pflegekraft im Nachtdienst die Patienten betreute, hatte ich mehrmals Gelegenheit, die Macht von Placebos zu erleben. So bekam eine Patientin, die nach der Operation aus dem Aufwachraum in ihr Zimmer verlegt wurde, trotz Schmerzmittel fürchterliche Schmerzen. Eine Steigerung der Medikamentendosierung lehnte der Arzt aufgrund der damit verbundenen Risiken ab. So übernahm ich den Nachtdienst.

Glücklicherweise gab es in dieser Nacht keine weiteren Komplikationen, und so konnte ich mich intensiver um diese Patientin kümmern. Ich hatte gerade eine NLP-Kommunikationsausbildung[32] abgeschlossen und nahm die Gelegenheit wahr, dieser Frau mit einer Trancetechnik nach Milton Erickson[33] in Verbindung mit einem Placebo zu helfen. Ich veranlaßte sie, ihren Schmerz mit Hilfe ihres Atems in ihren linken großen Zeh zu schicken. Nun war zwar ihr Großzeh schmerzhaft, aber nicht mehr das Operationsgebiet. Schließlich nach etwa 15 Minuten wirkte das Placebo und die anderen Mittel auch gegen die Schmerzen in ihrem Zeh, und sie schlief die Nacht schmerzfrei durch.

Unsere Psyche und unsere Seele heilen also mit. Dabei bedeutet Heilen viel mehr, als nur Symptome zu lindern. Heilen geht über die Gesundheit hinaus. Es bezieht den gesamten Menschen mit seinen innersten Impulsen und seiner »Religio«, der Rückverbindung mit dem Göttlichen, mit ein. Hierzu gehören nicht nur die körperlichen Aspekte, sondern auch die Fragen: Wie gehe ich mit meinem Leben um? Wie kann ich mich als Teil eines göttlichen Universums begreifen oder wie kann ich meine mir innewohnende Würde in diesem Leben finden?

So mag ein Mensch mit einer körperlichen Beeinträchtigung entsprechend unseren Vorstellungen von Gesundheit nicht unbedingt gesund sein.[34] Dies beeinträchtigt aber in keiner Weise sein Selbstverständnis in Bezug auf Heilsein. Hierzu gibt es viele Beispiele. Einer, der dies am überzeugendsten vorlebte, war Milton Erickson. Als Kind litt er an einer Kinderlähmung, die ihn zeitlebens einschränkte und zunehmend an den Rollstuhl fesselte. Trotz seiner Behinderung und seinen permanenten

Schmerzen war er ein höchst humorvoller Zeitgenosse. Er revolutionierte die Hypnosetherapie und wurde einer der größten Psychotherapeuten des 20. Jahrhunderts. Doch auch im Alltag treffen wir solche Menschen. Ein Beispiel davon ist eine gute Freundin, die trotz ihrer Einschränkungen durch Multiple Sklerose und Rheumaschmerzen in ihrem Beruf als Ärztin »ihre Frau steht«, ihre Familie versorgt, einen Umzug nach Holland alleine organisiert hat, mehrere Selbsthilfegruppen gründete und darüber hinaus in den Medien höchst aktiv vertreten ist.

Diese Heldinnen und Helden des Alltags sind es, die uns vor Augen führen, daß körperliche Beeinträchtigungen einem erfüllten Leben in keiner Weise entgegenstehen. Oftmals sind es genau diese Menschen, die uns wieder Humor lehren und uns zeigen, daß körperliche Unversehrtheit keine Voraussetzung zum Heilsein ist. Diese Menschen machen uns Mut zur Demut. Wie unsere Vorfahren vor 80.000 Jahren werden auch wir immer wieder darauf hingewiesen, daß unser Leben begrenzt ist und daß das Leben auch gesundheitliche Gefahren birgt. Dieses Verständnis macht uns menschlich und nimmt uns den Anspruch, perfekt zu sein. Es genügt, daß wir vor Gott vollkommen sind.

Heilen und Heilung ist immer ein Prozeß. Dies haben die Philosophen und Religionen zu allen Zeiten erkannt. Es ist ein Weg zur Seele, zu dem es viele Zugänge gibt und den alle Heldinnen und Helden gegangen sind. Im Grunde sind wir alle bereits auf diesem Weg. Die Herausforderung besteht dabei darin, die Richtung zu erahnen, wohin die Reise geht, und auf den eigenen Weg zu vertrauen. Wenn wir uns danach richten, geht es trotz größter Widrigkeiten erstaunlicherweise immer gut.

So erteilte mir meine Seele einmal eine gehörige Lektion, als ich von einer Saisonstelle im Schweizer Wintersportort Arosa kommend in Deutschland eine Stelle als Masseur suchte. Alsbald hatte ich in dem schönen Kurort Bad Herrenalb eine neue Stelle angetreten. Das Betriebsklima im Kurmittelhaus war gut, ich hatte sofort einen herzlichen Kontakt mit den Kollegen, und der Verdienst war in Ordnung. Zudem lud der Schwarzwald zum Wandern und Verweilen ein. Trotz all dem Angenehmen ahnte ich dennoch recht schnell, daß ich am falschen Ort war. Prompt schnitt ich mir nach etwa sechs Wochen eine tiefe Fleischwunde in den Daumen. Hier verstand ich zum ersten Mal, daß die Seele durchaus in der Lage ist, eine klare Sprache zu sprechen. Daraufhin packte ich meine Siebensachen, kündigte die Stelle und machte mich umgehend auf den Weg zu meiner Freundin nach England. Die Wunde heilte in kürzester Zeit. Nur die kleine Narbe erinnert mich manchmal daran, wenn ich nicht im Einklang mit mir selbst bin.

Glücklicherweise erhalten wir den Zugang zu diesem Weg meist ohne Verletzungen. Die Kunst besteht ja gerade darin, frühzeitig die Weichen in die Richtung zu stellen, wo es uns gutgeht. Dazu benötigen wir Wegweiser. Dies können Ahnungen oder Empfindungen sein, Zufälle, die uns fördern oder hemmen, aber auch Störungen unserer Gesundheit, bei denen uns die Organe auf bestimmte Themen aufmerksam machen.

Der Weg der Ritual

Ein Weg zu diesen inneren Anteilen führt über die Rituale. Wir dürfen davon ausgehen, daß Menschen, die ihren Toten Beigaben ins Grab legen, eine rituelle Handlung vollziehen. In der Evolution geschah dies nachweisbar zum ersten Mal etwa vor 80.000 Jahren mit dem Neandertaler.[35] Seither haben sich die Rituale erfolgreich in unserem Wesen verankert.

Keine Religion der Weltgeschichte könnte ohne Rituale bestehen. Sie sind ein Bindeglied zwischen dem Wachbewußtsein und den spirituellen Welten und sie ermöglichen den Zugang zur Seele. Darüber hinaus stellen sie den Kitt dar, mit dem wir uns der Gruppe auf gemeinschaftliche Werte verpflichten, und sie helfen uns seit der Steinzeit, in einem gemeinschaftlichen Erleben unter der Führung von Schamanen die Lebensängste zu meistern.[36]

Wahrscheinlich wäre der Mensch längst an seinem evolutionärem Erfolg im gegenseitigen Vernichtungswettbewerb untergegangen, würden wir nicht durch unsere Religionen dauernd an die großartigen gemeinschaftlichen Werte erinnert werden, die in der Bibel, dem Koran, der Bhagavad Gita oder den Worten Buddhas beschrieben sind.

War es in früheren Jahrhunderten den Klöstern mit ihren Gebetsritualen und den Geheimbünden mit deren Beschwörungen vorbehalten, eine gemeinschaftliche Energie in der Gruppe zu bündeln, so hat sich seit den 60er Jahren eine gewaltige Öffnung vollzogen. Seither werden diese seelischen Kräfte in den verschiedensten Anwendungen erlebbar umgesetzt.

Ein Beispiel dafür sind Familienaufstellungen nach Bernd Hellinger. In einer Gruppe von Menschen, die sich vorher noch nie gesehen haben, schlüpfen die Teilnehmer in Rollen von fremden Familienmitgliedern. Je nach dem, an welcher Positionen im Raum im Verhältnis zu den anderen Familienrollen jemand steht, wirkt eine spürbare Energie auf alle Beteiligten. So kann sich eine Position der Mutter in einer solchen Aufstellung für alle höchst belastend anfühlen. Dies kann bis zu Schweißausbrüchen, Rachegelüsten und Weinkrämpfen gehen. Ein paar Augenblicke später kann sich die gleiche Person in ihrer Rolle an einer anderen Position höchst zufrieden fühlen. Darüber hinaus sind die Teilnehmer in der Gruppe in der Lage, oft höchst präzise die Charaktereigenschaften der wirklichen Familienmitglieder zu beschreiben, obwohl sie keinerlei Informationen oder Kontakt zu den betreffenden Personen haben.

Andere Neuentdeckungen von Ritualen und deren Energien für ein besseres Seelenleben wären das Bibliodrama, in dem Textpassagen aus der Bibel als Szenen in der Gruppe nachempfunden werden, oder tantraorientierte Gruppen, in denen durch Partnerübungen die Wahrnehmung des Gegenübers als Spiegel des eigenen Seelenzustandes im Vordergrund stehen. Die Qualität von solchen Ritualerfahrungen kann man allein schon daran ablesen, daß sich nach guten Gruppenprozessen bei vielen Beteiligten persönliche Knoten lösen, die mitunter Jahrzehnte die Lebensfreude beeinträchtigt haben.

Eine der intensivsten Erfahrungen dabei war der Bibelspruch:[37] »Du stellst meine Füße auf weiten Raum.« Anna Wolf, eine engagierte evangelische Pfarrerin und Bibliodramaleiterin brachte mir die Bedeutung dieser Aussage erlebbar näher. In einer Bibliodramasitzung spürte ich, daß ich in diese Welt nicht hineingeworfen bin, sondern daß mir eine Aufgabe zugewiesen ist, bei deren Bewältigung ich auch in widrigen Lebensumständen bei der Wahl meiner Schritte von Gott Führung erfahren kann.

Der Schlüssel zu den Wahrnehmungen ist bei fast allen diesen Erfahrungen der Körper. Nicht umsonst hat der Begriff »Haltung« eine breitgefächerte Bedeutung, die weit in unser seelisches Empfinden reicht. Mit der folgenden kleinen Übung dürfen Sie einmal selbst nachspüren, wie unsere Grundgestimmtheit und unsere emotionale Befindlichkeit mit unserer Körperhaltung in Verbindung steht.

Stellen Sie sich bitte hüftbreit auf den Boden und drücken Sie Ihr Gesäß nach hinten unten. Dem natürlichen Impuls folgend, lassen Sie nun Ihre Schultern nach vorne sinken. Noch besser ist es, wenn Sie im Brustbereich nach vorne etwas einknicken. Sie werden merken, daß Ihre Atmung flacher wird und daß sich Ihr Kopf mit nach vorne senkt. Schließlich lassen Sie nun auch noch Ihre Mundwinkel etwas hängen.

Spüren Sie jetzt einmal in diese Haltung hinein. Wie fühlt es sich an, so zu stehen? Versuchen Sie nun einmal in dieser Haltung richtig fröhlich zu sein und einen großen gewagten Plan auszuhecken.

Mit großer Wahrscheinlichkeit wird Ihnen weder die Fröhlichkeit noch der Gedanke an einen großen Plan gelingen. Dazu müssen Sie anders stehen. Finden Sie heraus, in welcher Haltung dies für Sie möglich ist.

Der zweite Zugang: die Reflexzonen

Der zweite Wegweiser in Richtung Seele befindet sich auf unserer Grenzschicht zwischen Innen und Außen: auf unserer Haut. Dort sind die Reflexzonen angesiedelt, die uns einen Weg über die Organe aufzeigen. Die Grundaussage der Reflexzonen deutet allerdings eher auf Gesundheit im körperlichen Sinne hin: »Unter Reflexzonen versteht man Areale auf der Haut und den Schleimhäuten, deren Struktur, Farbgebung oder andere Merkmale Aussagen über Regulationsstörungen von Organen oder Körperstrukturen ermöglichen, wobei diese Zonen meist auch zur Behandlung Anwendung finden.«[38] Damit lassen sich viele gesundheitlichen Störungen des Alltags erkennen und lindern, wie das folgende Beispiel an den Händen zeigt:

Ein Berufsschweißer klagte während der Arbeit öfters über Hüftbeschwerden. Hier gab ihm ein Freund von mir, der die Reflexzonen kennengelernt hatte, den Tip, die Hüftzonen an den Händen täglich zu massieren. Der erste Erfolg stellte sich innerhalb weniger Minuten in Form von Schmerzlinderung ein. Dadurch war dieser bodenständige Handwerker leicht zu motivieren, diese Selbstbehandlungen weiterzuverfolgen. Vor allem erinnerte er sich immer wieder daran, wenn er nach schmerzfreien Intervallen seine Handmassagen vergessen hatte.[39]

Doch wo ist hier die Seele? Bei dieser Definition denken wir eher an Kontroll-leuchten, die wir für die Behandlung von Störungen einsetzen können. Reflexzonen sind jedoch viel umfassender. Es sind unsere Landkarten der Gesundheit, die uns auf vielfache Weise Einblick in die Zusammenhänge von Körper und Seele ermög-lichen. Wenn wir unseren Körper als Tempel unserer Seele verstehen, dann sind die Reflexzonen die Tempeldiener, die sich überall auf unserer Hautoberfläche an Hän-den, Füßen, Ohren, Gesicht, Schädel, Nase, Rücken oder Brustseite tummeln. Hier sollte uns die Bemerkung von Heisenberg zu denken geben, der meinte:»Was wir beobachten, ist nicht die Natur an sich, sondern das Zusammenspiel zwischen Natur und uns.«[40] In unserer Einheit von Leib und Seele ist alles mit allem verknüpft. Dies macht die Reflexzonen auch zu Portalen für den Einstieg in die Angelegenheiten der Seele. Die Verbindungen mögen noch nicht verstanden sein. Ihr Funktionieren haben sie jedoch ausreichend unter Beweis gestellt.

Jedes Organ hat eine Idee

Wenn Thore von Uexküll als einer der bekanntesten Wissenschaftler für Psychoso-matik schreibt:[41] »Wir werden krank, weil unsere Zellen in ihrem Projekt von uns zu keiner Zusammenarbeit finden können«, dann dürfen wir dies so interpretieren, daß unsere Organe jeweils eine Idee verkörpern. Es ist geradezu eine Aufforderung, den seelischen Aspekten in unserem Organismus einen größeren Platz einzuräumen und die Einheit von Leib und Seele anzuerkennen.

Wie eingangs erwähnt, finden wir weltweit auf allen Kontinenten in jeder Sprache Redewendungen und Ausdrucksweisen, mit denen seelische Probleme zum Ausdruck gebracht werden. Die»Organsprache« beschreibt einen seelischen Zustand mit organ-bezogenen Bildern.»Mir läuft die Galle über«,»Jemand hat kein Rückgrat«,»Etwas geht uns an die Nieren« oder»Das hat er bis heute nicht verdaut«. Auch die Begrün-der der chinesischen Medizin haben die Organe genau studiert und dabei klare emo-tionale Zuordnungen entdeckt. Das Herz steht mit Freude und Übermut in Verbin-dung, die Nieren mit Zuversicht und Angst, die Bauchspeicheldrüse mit Gelassenheit und Sorgen, die Lunge mit Kreativität und Trauer und die Leber mit Mut und Zaudern.

Nun liegt ein Organ keineswegs nur als ein einfacher Klumpen Fleisch in unserem Körper. Im Gegenteil, in diesen höchst komplexen Strukturen arbeiten unglaublich viele Zellen sinnvoll und funktionell zusammen. Jerne meinte dazu:[42] »Während jeder weiß, daß Zellen etwas ganz Winziges sind, werden die räumlichen Konsequenzen leicht vergessen. So scheinen 500.000 Leberzellen viel zu sein, und doch hätten sie in einem Stecknadelkopf Platz.« Dabei muß eine gemeinsame Sinngebung im Hintergrund stehen. Ansonsten wäre es nie möglich, die unglaubliche Anzahl von fünfzig Billionen Zellen[43] (als Zahl: 50.000.000.000.000) in unserem Körper miteinander so zu koordinieren, daß wir als Menschen existieren können. Für die Abstimmung der Zelle in einem Organ und der Organe untereinander benötigen wir Kommunikationssysteme. Eines davon ist das vegetative Nervensystem. Zudem wissen wir seit den 70er Jahren, daß alle unsere Zellen mittels ultraschwachen Laserlichtes, sogenannten Biophotonen,[44] in Verbindung stehen und Informationen austauschen. Kurz gesagt, entspräche das vegetative Nervsnsystem in unserer modernen Welt dem Festnetz der Telefonleitungen und bei der Biophotonenkommunikation haben wir es mit einem Mobilfunknetz zu tun.

Bereits hier stoßen wir an die Grenzen unserer Erklärungsmodelle, da beide Systeme nicht wie ein einfaches Wählen einer Telefonnummer mit Amtsvermittlung anno 1930 funktioniert, sondern eher wie ein riesiges Internet mit Emails und SMS. Wir nutzen es, können es aber nicht mehr verstehen.

Noch einen Schritt weiter geht Rupert Sheldrake,[45] der bereits in den 80er Jahren sein Gedankenmodell der »morphogenetischen Felder«[46] formulierte, das eine weitere Dimension der Erklärungen öffnet.

Bevor ein Organ richtig erkrankt, leidet es lange im Stillen. Vielleicht sind wir unpäßlich oder wir fühlen uns einfach unwohl. Als nächstes erhalten wir »funktionelle Störungen«. Trotz unserer Beschwerden liefern die Organe weiterhin gute Laborwerte und zeigen keine erkennbaren Veränderungen. Erst zuletzt wird das Organgewebe selbst in Mitleidenschaft gezogen. Aber bis das geschieht, ist bereits vieles vorausgegangen. Wenn die Seele Signale sendet, muß das Organ selbst noch lange nicht betroffen sein. Das Problem merkt sich aber schon einen Platz vor.

Die Erklärung dafür liegt in Schwingungen und deren Resonanzen. Ob Schall, Licht, Gehirnströme oder sogar Materie; alle Erscheinungen entstehen dadurch, daß

Energiepotentiale in ganz bestimmten Mustern schwingen. Das gesamte Leben ist entsprechend dieser Theorie Energie, die in den verschiedensten Weisen vibriert. Dementsprechend schwingen alle unsere Zellen je nach ihren Aufgaben in ihren ganz bestimmten Frequenzbereichen. So besitzen die Leberzellen eine andere Schwingungszahl als die Nierenzellen, und die Gehirnzellen haben wieder eine andere Frequenz. Gesunde Organe zeichnen sich dadurch aus, daß alle ihre Zellen gemeinsam in der ihnen angemessenen Art schwingen. Kommen sie aus dem »Tritt«, erleben wir dies als Störung, und wenn sie ihre Frequenz verändern, sind sie krank.

Unsere Gedanken und Gefühle haben daher einen Einfluß auf unsere Organfunktionen, wie auch andersherum Organstörungen die Befindlichkeit in eine emotionale Richtung lenken. Dies sind grundlegende Zusammenhänge in unserer Persönlichkeit, die einen archetypischen Charakter aufweisen. Dabei ist ein Archetyp eine mythische Uridee der seelischen Sprache der Menschheit[47] oder anders ausgedrückt, Archetypen sind Figuren der menschlichen Seele, die in allen Völkern vorkommen. Sie beschreiben grundlegende Prinzipien, die in uns wirksam werden. Beispiele dafür sind die gute Fee, die böse Hexe, der Held oder das innere Kind. Moore und Gillette haben den Funktionsmechanismus der Archetypen recht anschaulich mit Eisenspänen auf einem Papier verglichen, unter dem ein Magnet bewegt wird.[48] Die für uns sichtbare Bewegung der Eisenspäne entspricht unseren wahrnehmbaren Regungen, während der Magnet das Wirken unserer archetypischen innerseelischen Kräfte aufzeigt, die im Verborgenen unsere Persönlichkeit steuern. Der Einfluß unserer Organe auf unsere Befindlichkeit und unsere Psyche läßt durchaus den Schluß zu, daß die Organideen untergründige archetypische Bedeutungen für unser Leben haben.

Unser psychisches Erbe meldet sich

Im Rückblick des Paläontologen Hans Georg Wunderlich in die evolutionäre Vergangenheit des Menschen wird dies noch klarer:[49] »Annähernd zwei Millionen Jahre dauerte die steinzeitliche ›Kindheit‹ des Menschen. ... Das sind rund 60.000 Generationen von Steinzeitahnen, deren geistiges und psychisches Erbe der Mensch von heute unbewußt zu tragen hat, ob ihm dies nun recht ist oder nicht. Was bedeuten angesichts einer solch langen Reihe von Steinzeitahnen die nur 5.000 Jahre seit Beginn der Bronzezeit im mediterranen Kulturraum! Alle kulturellen Anstrengungen dieser 150 bis 200 nachsteinzeitlichen Generationen haben nicht vermocht, das steinzeitliche Erbe völlig zu bewältigen.«

Seit der Bewußtwerdung in der Jungsteinzeit haben die Archetypen die Psyche wesentlich mitgeformt. Sprache und Kommunikation sorgten dann im weiteren Geschichtsverlauf dafür, daß die Haut und ihre Veränderungen Bedeutungen erlangten, und später dann entdeckten die Menschen über differenziertere Beobachtungen die Organe. Die ersten belegten Beschreibungen dafür finden wir im Nei Ching, einem uralten chinesischen medizinischen Standardwerk, das immer noch Gültigkeit hat. Aus dem mythischen und magischen Weltbild entwickelte sich eine kritische Betrachtungsweise, bei der wir zunehmend nach den Wirkungsmechanismen forschten.

Von den Befindlichkeiten zu den Organen

Mit der Sprache war es zum ersten Mal möglich, Befindlichkeiten auszutauschen, mitzuteilen, wie es uns geht. Mit der Entdeckung der Organe konnten wir dann auch deren Stimme aus unserem Körperinneren wahrnehmen und feststellen, wie uns ein Organ seine Nöte mitteilt. Unsere Organe sprechen eine feine Sprache, deren Deutlichkeit von der Intensität der Nöte abhängig ist. Bevor wir überhaupt eine Befindlichkeitsstörung eines Organs wahrnehmen, müssen etwa ein Viertel bis ein Drittel der Funktionen eingeschränkt sein. Für diese »funktionellen Beschwerden« gibt es nur selten eine klinische Bestätigung, da alle Laborwerte oder sonstigen Nachweismethoden ohne Befund sind. Diese kommen erst dann zum Vorschein, wenn ein Drittel bis zur Hälfte der Organfunktionen beeinträchtigt sind. Dies dürfte ein Grund dafür sein, warum so mancher Patient auf seiner Odyssee durch die Arztpraxen schier verzweifelt, weil nichts gefunden werden kann.

Hier kommt die Stärke der Reflexzonen zum Tragen, über die wir bereits in den vorklinischen Stadien Regulationsstörungen entdecken können. Die Organe kommunizieren in der einfach verständlichen Sprache der Haut, die sich seit Urzeiten bewährt hat. Rötungen und Pickel bedeuten eine erhöhte Aktivität in den zugehörigen Organen, und blasse sowie derbe Zonen zeigen uns, daß sie energetisch unterversorgt sind.

Die Reflexzonen können noch mehr

Die Reflexzonen beschränken sich nicht nur darauf, Störungen zu entdecken, sondern erlauben uns auch, diese auszugleichen und darüber hinaus sogar das archetypische Wesen der Organe anzusprechen. Mit geeigneten Techniken können wir die Grundbefindlichkeit eines Organs erspüren und es in seiner Funktion stärken.

Eines der Ziele besteht dabei zweifellos darin, eine umfassende Gesundheit zu erlangen, eine Gesundheit, die nicht nur als die Abwesenheit von Krankheit zu verstehen ist. Es geht darum, das großartige »wohlige Schweigen der Organe« immer stärker zu erleben und das harmonische Zusammenspiel aller Kräfte und Energien in uns zu erahnen. Von Heraklit ist überliefert, daß die verborgene Harmonie immer stärker ist als die offenkundige.[50] Dem dürfen wir vertrauen, wenn wir so manche Wirkungen nicht immer sofort wahrnehmen können. Genau dann ergeben sich nämlich oft »Nebenwirkungen«, daß sich zum Beispiel Widrigkeiten im Leben verringern, daß das Leben einfacher wird und daß wir eine stimmigere Sinngebung spüren.

Die Luftballontechnik

Für die Anwendung[51] hat sich seit Jahren eine Methode bewährt, der ich vor Jahren den Namen »Luftballontechnik« gegeben habe und die in verschiedenen Abwandlungen einsetzbar ist. Damit verbessern wir die seelische Gestimmtheit der Organidee. Um mit einem Organ in Kontakt zu kommen, drücken Sie mit einem Finger in einer angenehmen Weise auf eine zugehörige Reflexzone und atmen in der nachfolgend beschriebenen Weise dort hin.

Benutzen Sie dazu bitte Ihre eigenen Worte und Formulierungen, die Sie sich selbst in einem ruhigen und entspannten Tonfall vorsagen. Dabei ist wichtig, daß Sie langsam Satz für Satz vorgehen, bei den Markierung ● Pausen einlegen und den unterstrichenen Worten besondere Beachtung schenken.

Die Anwendung der Luftballontechnik

• Wenn Sie sich jetzt an der Stelle, • wo Ihr Finger die Haut berührt, • einen Luftballon vorstellen, • welche Farbe hat er?

• Schließen Sie Ihre Augen • und achten darauf, • wie angenehm groß • dieser Luftballon wird, • wenn Sie ihn mit jedem Atemzug größer und größer werden lassen.

• Stellen Sie sich einfach vor, Sie blasen mit jedem Atemzug gedanklich mehr • und • mehr Luft hinein, • solange, • bis er schön groß ist.

• Wenn Sie jetzt Ihr Ohr an diesen Luftballon legen, • welchen Ton können Sie hören, • welche Stimme oder welche Melodie? • Vielleicht besitzt er auch einen besonderen Geruch, • und • wenn Sie ihn gedanklich berühren, • welches Gefühl gibt er Ihnen?

• Lassen Sie sich von Ihrem Luftballon überraschen, • welche Qualitäten er hat • und • spüren Sie nach, • was dies • in Ihnen bewegt.

Nun dürfen Sie Ihren Luftballon • mit all seinen Eigenschaften • loslassen.

Lassen Sie ihn los und spüren Sie nach, • wie die positiven Qualitäten • zu dem betreffenden Organ strömen • und es stärken.

Wenn Sie den Luftballon aus den Augen verloren haben, • wenn er im blauen Himmel verschwunden ist, • öffnen Sie wieder die Augen.

• Wie ist das Gefühl jetzt an dieser Stelle? • Und wie fühlt es sich • in Ihrem Körper insgesamt an?

Statt des Fingerdrucks können wir für den Kontakt mit der betreffenden Reflexzone auch einen passenden Edelsteingriffel verwenden. Bei der Vorstellung der einzelnen Seelenqualitäten der Organe sind die jeweils geeigneten Edelsteingriffel angegeben. Damit können Sie im Anschluß daran zum Ausgleich das gesamte Reflexzonensystem sanft durchmassieren.

Die Begleiter auf dem Heilweg

Gehirn: Die Krone –
Ordnen und Regieren

Herz: Der Engel –
Die barmherzige Hilfe

Auge: Das Horusauge –
Erkennen des
Wesentlichen

Milz: Der Wächter –
Hüter der Schwelle

Ohr: Die Harfe –
Der gute Ton

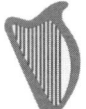

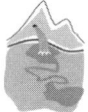

Darm: Das Netz –
Einverleiben und
Durchschleusen

Mundraum: Das Wolfsrudel
– Abwehr in
Gemeinschaft

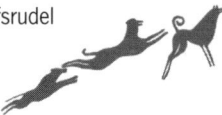

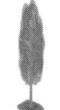

Niere/Blase: Die Quelle –
Sprudelnde Kraftquellen

Schultern: Die Waage –
Balance bewahren

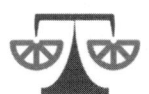

Wirbelsäule: Der Baum –
Stabil und aufrecht

Leber/Galle: Der Krieger –
Gelassen und klar

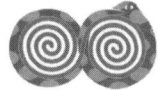

Hüfte: Das Rad –
Zentrierte Fortbewegung

Magen/Pankreas:
Kessel und Füllhorn –
Veredelung und Fülle

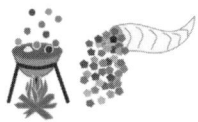

Geschlechtsorgane:
Die Schlange –
Vereinigung der
Gegensätze

Lunge: Der Drache –
Atem des Lebens

31

Die Krone – Ordnen und Regieren

»Es war einmal ein König…« Mit diesem Satz beginnen viele Märchen. Doch schon bald muß der König den Verlust seines Thrones beklagen und lebensgefährliche Prüfungen bestehen. Erst danach gewinnt er innerlich geläutert seine Königswürde und sein Reich zurück. Er erobert eine traumhafte Prinzessin und beide sind glücklich bis an ihr Lebensende. Solch ein märchenhaftes Ende war den wirklichen Herrschern allerdings selten beschieden. Die klassischen Sagen des Altertums, die Stücke Shakespeares wie auch unsere historisch belegten Vertreter zeigen eher ein Bild von Königen, die von Dramen gezeichnet sind. Dabei waren die gütigen und weisen Regenten gegenüber den grausamen und selbstsüchtigen deutlich in der Minderzahl.

»Der König ist tot – es lebe der König!« Diese Aussage beschreibt bereits einen wesentlichen Hintergrund für diese Tragödien. Ein alternder König, der trotz seiner offensichtlichen Schwäche um jeden Preis die Macht behalten will, kann seine herrschaftliche Rolle nicht mehr mit seiner Persönlichkeit ausfüllen. Die Folgen sind Ignoranz, Intrigen und Grausamkeit. Damit verliert er die Achtung seiner Untertanen und den Respekt bei den Edlen. Wenn ihn dann schließlich noch das Glück verläßt und er nicht mehr ernstgenommen wird, sorgt das entstehende Machtvakuum dafür, daß er von einem Nachfolger vom Thron gestoßen wird. Entscheidend ist die Funktion des Königs, nicht seine Person. Diese Erfahrung muß auch heute noch so mancher Politiker sehr schmerzlich am eigenen Leib erfahren, wenn er zu lange an seinem Sessel klebt.

Das Funktionsprinzip des Königs ist tief in unserer Seele verankert, und trotz Demokratie haben wir die Idee des Königs nie aufgegeben. Dabei ist der König ein ausgesprochen männliches Urbild, in dem vor allem die heranwachsenden Jungen Halt suchen. Moore und Gilette haben dies so zusammengefaßt:[52] »Der vollendete Archetyp des Königs besitzt die Eigenschaften der Geordnetheit, des besonnenen und rationalen Gestaltgebens, der Integration und Integrität in der männlichen

Psyche. Er bringt Festigkeit, Zentrierung und Gelassenheit. Sein ›Befruchten‹ und seine Zentriertheit machen ihn zum Kanal für Vitalität, Lebenskraft und Freude. Er bringt Ausgeglichenheit und Fürsorglichkeit. Er wahrt unser Gefühl für Ordnung, unsere Integrität des Seins und der Sinnhaftigkeit, unsere primäre Gelassenheit angesichts der Frage nach unserem Wesen, und die grundlegende Unangreifbarkeit und Selbstsicherheit unserer maskulinen Identität.«

Pater Anselm Grün hat dies in seiner Sprache interpretiert:[53] »Zum Mann gehört es, Verantwortung zu übernehmen. Die beiden wichtigsten Bilder, die dieser Verantwortung entsprechen, sind die des Vaters und des Königs. Der Vater ist der, der den Kindern das Rückgrat stärkt, der ihnen den Rücken freihält, damit sie ihr Leben wagen, damit sie ein Risiko eingehen, ihr Leben selbst in die Hand nehmen. Wo diese Vatererfahrung fehlt, da sucht man sich einen Vaterersatz. Und das ist für Theodor Bovet die Ideologie. Weil man kein Rückgrat hat, braucht man die festen Normen und Prinzipien zur Stärkung des eigenen Rückgrats. Aber das ist Ersatz. Da kann kein Leben entstehen, sondern nur Starre und Verkrampfung. Vom Vater geht ein Klima aus, in dem man Lust hat, das Leben anzupacken.«

Anstatt diese Eigenschaften in uns selbst zu entwickeln suchen wir häufig nach einer ordnenden Kraft im Außen, nach einer Instanz, die Rahmenbedingungen vorgibt. Je weniger ein Mensch diesen Archetyp in sich findet, desto stärker wird seine Sehnsucht nach einem Führer, der die Komplexität des Lebens vereinfacht oder nach dem »Vater Staat«, der alles regelt.

Die innere Entwicklung des Königs ist nicht nur auf die Männer beschränkt, genauso wenig wie sein Gegenstück, die Königin, nur von Frauen gelebt wird. Beide, sowohl der König als auch Königin, sind archetypische Bilder, die gleichwertig in unserer Persönlichkeit verankert sind. Natürlich steht bei den Männern der König im Vordergrund und bei den Frauen die Königin. In unseren gesellschaftlichen Rollen und den Anforderungen unserer modernen Berufswelt sind die Unterschiede allerdings nicht mehr so deutlich auszumachen.

Im Tarot kommen die Persönlichkeitsthemen der beiden Gestalten klar zum Vorschein. Beim männlichen Pol, dem Herrscher, finden wir die oben beschriebenen Eigenschaften. Anders bei der Herrscherin oder Kaiserin.

Ihr Profil ist von der herrschenden Matriarchin des Stammes oder der Familie geprägt. Dazu gehören Eigenschaften wie Lebendigkeit, Fruchtbarkeit, Fortpflanzung und Wachstum. Die Herrscherin verkörpert die unversiegbare Quelle alles Lebens, die immer Neues gebiert, und das Genießen der Annehmlichkeiten. Zu den Schattenseiten dieses Archetyps zählen die Habsucht und das, was eine »böse Stiefmutter« ausmacht: Vernachlässigung, Mißgunst und Intrige.

Neben dem König und der Königin weist unsere Persönlichkeit eine unendliche Fülle weiterer Facetten auf, die jeweils ihre unterschiedlichen Ziele verfolgen. Wie gerne hätten wir es, wenn alle unsere inneren Impulse in die gleiche Richtung gingen. Dies ist jedoch eher die Ausnahme. Der Wunsch nach einem ruhigen Wochenende, dem ein Kindergeburtstag in die Quere kommt, die Entscheidung, welche Veranstaltung wir am Wochenende besuchen, oder die Wahl des Urlaubsziels sind die Varianten des Alltags. Eine schwierigere Frage ist die nach dem Berufswunsch. Welche Fähigkeiten stehen mir zur Verfügung? Wohin zieht es mich im Leben und wo glaube ich, habe ich die besten Chancen? Noch größeren Herausforderungen sind wir bei den grundlegenden Themen ausgesetzt: Welchen Werten fühle ich mich verpflichtet oder mit welchem Partner beziehungsweise mit welcher Partnerin möchte ich Kinder haben und die Zukunft gestalten? Der Hirnforscher Robert Ornstein[54] bezeichnete dies als unseren »Multimind«, eine Vielzahl von einzelnen Persönlichkeitsaspekten, bei denen je nach Situation ein anderer Persönlichkeitsanteil die Vorherrschaft übernimmt. Der Psychologe York Hagmayer ergänzte: »Psychologen würden sagen, daß unterschiedliche Situationen unterschiedliche Ziele und Bedürfnisse aktivieren. Diese können wie beschrieben auch in Konflikt miteinander stehen, wodurch die Wahl der richtigen Entscheidung schwierig wird«.[55]

Alle Entscheidungen und inneren Abwägungen fordern uns in jedem Augenblick aufs Neue heraus. Dabei stellt sich die Frage, wie wir dabei die Orientierung finden. Sind wir fremdbestimmt oder können wir die Richtung in unserem Leben selbst gestalten? Um dem Chaos entgegenzuwirken und eine Ordnung zu schaffen, hat uns die Evolution mit einem Gehirn ausgestattet, das zum Differenziertesten gehört, das wir auf unserer Erde besitzen. Wir dürfen annehmen, daß unser Gehirn das Organ darstellt, in dem wir uns selbst gewahrwerden. Hier ist offensichtlich die Instanz, die wir zur Lenkung und Richtungsgebung unseres Lebens einsetzen.

Wenn wir unser Gehirn einmal aus einem anderen Blickwinkel heraus betrachten, ist es ein Organ, das uns das Überleben auf diesem Planeten ermöglicht. Wie die Nieren, die dafür zuständig sind, daß unser Wasserhaushalt stimmt, sorgt das Gehirn dafür, daß wir auf die Veränderungen unserer Umwelt angemessen reagieren können. Dies erfolgt allerdings völlig anders, als wir uns dies gemeinhin vorstellen. Die wesentliche Aufgabe des Gehirns besteht nämlich darin, die unglaubliche Fülle von Informationen zu sortieren, mit denen wir uns in jedem Augenblick auseinandersetzen, und all das auf das Wichtigste zu reduzieren. Dabei werden etwa 99 % der Informationen unbewußt sortiert und verarbeitet. Erstaunlicherweise geht wenig bis nichts verloren. »Das ist der große Vorteil unseres Gehirns, fast alles passiert von selbst. Wir brauchen uns nicht darum zu kümmern. Bewußte Entscheidungen und Handlungsplanung brauchen wir nur dann, wenn unser Gehirn selbst nicht weiterweiß. Dann müssen wir bewußt nachdenken, was wir tun wollen.«[56] Darüber hinaus wissen wir seit den bahnbrechenden Forschungen von John Kotre, daß wir uns nicht einmal auf unsere Erinnerungen unbedingt verlassen können, da wir diese in jedem Augenblick den momentanen Gegebenheiten und der Plausibilität entsprechend neu erfinden oder interpretieren.[57] Daher meint der Hirnforscher Edelmann, daß das Gehirn ein selektives System ist.[58] Mit der folgenden kleinen Übung können Sie dies selbst direkt erleben:

Lenken Sie bitte jetzt einmal Ihre Aufmerksamkeit auf Ihren rechten großen Zeh. Sie können nun genau spüren, in welcher Stellung er sich befindet, wie stark er auf dem Boden aufdrückt, wie er sich im Bezug zum Nachbarzeh anfühlt, ob er warm oder kalt ist. Natürlich war er vorher auch schon da, nur wurde er von der Wahrnehmung ausgeblendet. Es war nicht wichtig, dies zu wissen. In ähnlicher Weise wird alles, was wir sehen oder hören durch unsere Wahrnehmungsfilter verarbeitet. Daher ist es verständlich, daß zum Beispiel mehrere Zeugen eines Verkehrsunfalls das Geschehen oft völlig unterschiedlich beschreiben.

Zu den grundlegenden Aufgaben des Nervensystems gehört es, Wahrgenommenes in angemessener Form zu ordnen.[59] Unser Gehirn versucht dabei nicht nur, die Umwelt sinnvoll zu interpretieren. Es trachtet auch danach, möglichst sinnvolle Handlungsanweisungen für unser Leben abzuleiten und handelt meist sogar noch für uns. So ist unsere Wahrnehmung an die Umgebung angepaßt und nicht unbedingt wahrheitsgemäß im Sinne der physikalischen Gesetze.[60] Das Denken, das sehr eng damit verbunden ist, brauchen wir, um den Wahrnehmungen eine Bedeutung zu geben.[61]

Dieser Ausflug in die Hirnforschung bestätigt die alten indischen Lehren,[62] die bereits das, was wir Wirklichkeit nennen als »Spiel der Maya« oder als Illusion bezeichneten. Platon[63] hat mit seinem Höhlengleichnis die Wahrnehmung unserer Wirklichkeit in Frage gestellt. Man muß also etwas bereits kennen, um es erkennen zu können.

Zusammenfassend kann man sagen, daß wir mit unserem Gehirn eine faszinierende Sinngebungsmaschine besitzen, die den Gegebenheiten unserer Umwelt oder einem Ereignis Bedeutungen verleiht – in Abhängigkeit von Hormonen, Emotionen und vegetativen Impulsen. Mit den Handlungsanweisungen, die wir aus diesen Verarbeitungsprozessen abgeleitet haben, sind wir bis an die Spitze der Evolution gelangt, zur »Krone der Schöpfung«. Darin ist unser Gehirn unschlagbar.

Doch wo ist die Seele? Im Kopf allein ist sie sicher nicht zu finden. Das Verhältnis ist eher umgekehrt: Unsere Seele hat sich ein Verstandeswerkzeug geschaffen, das uns ermöglicht, dies alles wahrzunehmen oder anders ausgedrückt: Wir sind eine Seele mit einem begreifenden Verstand, der zu den »zwölf grundlegenden Themen« des Gehirns[64] fähig ist: Bewußtsein, Denken, Emotion, Entwicklung, Gedächtnis, Hirnleistungen, Interaktion, Lernen, motorische Fähigkeiten, Sprache, Überzeugung und Wahrnehmung.

Vor allem aber sind wir in der Lage, unser eigenes Denken, Fühlen und Handeln zu hinterfragen – und wir können uns bewußt für oder gegen etwas entscheiden. Dies ist die Grundlage des »Ich«, von dem Popper und Eccles sagen: »Wie ein Steuermann beobachtet und handelt es gleichzeitig. Es ist tätig und erleidend, erinnert sich der Vergangenheit und plant und programmiert die Zukunft; es ist in Erwartung und disponiert. Es enthält in rascher Abfolge oder mit einem Mal Wünsche, Pläne, Hoffnungen, Handlungsentscheidungen und ein lebhaftes Bewußtsein davon, ein handelndes Ich zu sein, ein Zentrum der Aktion. Und es verdankt diese Ichheit weitgehend der Wechselwirkung mit anderen Personen, mit dem Ich anderer und mit der Welt. Und das alles steht in enger Wechselwirkung mit der ungeheueren Aktivität, die im Gehirn des Ich stattfindet.«[65]

Diese Fähigkeiten ermöglichen uns eine schöpferische Phantasie, mit der wir bewußt auf unsere Welt einwirken. Wir können demütig oder vermessen mit diesen geistigen Kräften umgehen und weiße oder schwarze Magie damit betreiben. Beide Formen liegen eng beieinander. In afrikanischen Gesellschaften haben die Schamanen die Aufgabe, Krankheiten zu heilen. Sie sind jedoch genauso gehalten, ihre Kräfte dazu einzusetzen, feindliche Stämme mit einem Schadenszauber zu schwächen. Natürlich ist die Versuchung sehr groß, diese seelischen Kräfte zum Erlangen von Macht einzusetzen. Für den Mißbrauch muß allerdings ein hoher persönlicher oder gesundheitlicher Preis gezahlt werden. Der »Sündenfall« in der Bibel mit der Vertreibung aus dem Paradies zeigt ein beeindruckendes Beispiel davon.

Eine der wichtigsten Organisationsfunktionen unseres Gehirns betrifft die Zeit. Mit der folgenden kleinen Übung möchte ich Sie einladen, diese mächtige Struktur einmal anders zu erleben:

Setzen Sie sich dazu entspannt in einen Sessel und atmen Sie ein paar Mal ruhig durch. Lassen Sie nun den heutigen Tag noch einmal Revue passieren und holen Sie sich ein auffälliges Ereignis in Ihr Gedächtnis zurück. Ob positiv oder belastend, lustig oder traurig, erregend oder abstoßend – bleiben Sie nicht daran haften, sondern gehen Sie einen Augenblick vor dieses Ereignis. Was war kurz zuvor? Wie haben Sie sich da gefühlt? Was war da wichtig? Welche Lehre können Sie für sich daraus ziehen?

Nun atmen Sie noch ein Mal bewußt durch und gehen zeitlich weiter zurück – zu dem Punkt, an dem Sie zum ersten Mal verliebt waren. Schauen Sie auch hier wieder auf Ihrem persönlichen Zeitstrahl einen Augenblick weiter zurück. Was war kurz vorher? Wie haben Sie sich gefühlt? Was war wichtig? Was konnten Sie daraus für die Liebe lernen?

Lassen Sie auch diese Erfahrung wieder los und gehen nach ein paar bewußten Atemzügen weiter zurück zu Ihrem ersten Schultag. Und auch hier folgen Sie auf Ihrer Zeitlinie einen Augenblick weiter zurück und achten auf das, was kurz zuvor war. Wie haben Sie sich da gefühlt? Was war da wichtig? Welche Farbe hatte die Zukunft, die nun vor Ihnen lag?

Atmen Sie nun erneut ein paar Mal durch und gehen gedanklich noch weiter zurück zum Zeitpunkt Ihrer Geburt. Stellen Sie sich dieses Ereignis so plastisch wie möglich vor und achten Sie auch hier darauf, was einen Augenblick vorher war. Wie haben Sie sich gefühlt? Was war wichtig? Was werden Sie vom Leben erwarten?

Nun dürfen Sie noch einmal durchatmen und ein weiteres Stück zurückgehen – dorthin, wo Ihre Empfängnis stattgefunden hat, wo Ihr Leben begann. Und auch hier dürfen Sie auf Ihrer Zeitreise ein kleines Stück weiter zurückgehen und darauf achten, warum Sie dieses Leben begonnen haben. Welche Aufgabe haben Sie für dieses Leben gewählt? Und wie werden Sie diese Aufgabe erfüllen wollen?

Geben Sie sich nach dieser intensiven Zeitreise ein paar Minuten zum Nachspüren und lassen Sie einfach Ihre Vergangenheit durch Sie hindurchziehen. *Sie können diese mentale Übung hervorragend mit Reflexzonenmassagen begleiten. Die Reflexzonen des Gehirns sind am besten an den Finger- und Zehenkuppen erreichbar.* An diesen Stellen läßt sich nicht nur die Energieversorgung dieses Organs verbessern. Sie erleichtern mit leichten Massagen Ihre Wahrnehmungsverarbeitung und aktivieren Ihre schöpferisch-kreativen Kräfte.

Zur Unterstützung dürfen Sie diese Reflexzonen mit einem Edelsteingriffel aus Bergkristall, Amethyst oder Schörl massieren.

Das Horusauge – Erkennen des Wesentlichen

Dieses Auge gehörte Horus,[66] dem beliebtesten aller ägyptischen Götter, der über 3.000 Jahre lang eine große Verehrung genoß.[67] Als Sohn von Isis und Osiris war er der rechtmäßige Thronfolger in der ägyptischen Götterdynastie. Allerdings war sein machthungriger Onkel Seth damit überhaupt nicht einverstanden und übernahm vorübergehend sogar die Vorherrschaft im ägyptischen Götterhimmel.

In einem erbitterten Familienstreit riß dann Seth dem schlafenden Horus das linke Auge aus und vergrub es in einem Gebirge. Als ihn die Göttin Hathor in diesem erbarmungswürdigen Zustand fand, setze sie ihre Zauberkraft ein, um Horus wieder zu heilen; ein Akt, durch den das Auge an Stärke gewann. Schließlich konnte Horus Seth sowohl im Zweikampf als auch vor einem Göttergericht besiegen. Seither wird dieses Auge in Form des Udzat-Auges als Schutzamulett für Behandlungen eingesetzt.

Mit diesem Auge konnte er den Schleier der Erscheinungen durchschauen und die Hintergründe von Handlungen erkennen. Dazu gehörten natürlich auch die Ursachen der Krankheiten. Verständlich, daß Horus bei allen Heilungen um Beistand angefleht wurde.

Mit dem Niedergang der Pharaonen verschwanden auch die alten Heilmysterien. Dennoch haben unsere Apotheken bis ins 19. Jahrhundert mit Mörsern zerriebene Mumien als Allheilmittel[68] verkauft, und die Apotheker wie auch die Ärzte malten auf ihre Verordnungen das Udzat-Auge – wohl aus der Hoffnung heraus, daß der alte ägyptische Gott ein Einsehen im wahrsten Sinne des Wortes haben möge und diesem magischen Zeichen entsprechend die Hintergründe der Krankheit mit bedienen würde.

Nähern wir uns unserem Gesichtssinn von einer anderen Warte aus, entdecken wir in unserer Alltagssprache eine Fülle von Begriffen und Redewendungen, die uns das Sehen in seinen vielen Facetten offenbart. Etwas erblicken hat eine andere Qualität als jemanden fixieren. Wir können ein Bild oder eine Situation nüchtern betrachten, mit Adleraugen observieren, eingehend mustern, vor unseren Augen vorbeiziehen lassen oder es beschaulich genießen.

An unserem optischen Organ, den Augen selbst, können diese Unterschiede nicht liegen. Dieser Sinnesapparat nimmt wie eine Kamera einfach die Lichtimpulse auf, die aus der Umgebung durch die Linse auf die lichtempfindliche Netzhaut im Augenhintergrund fallen. Erst jetzt, mit der Leitung der Impulse in das Gehirn, beginnt der aktive Teil der Wahrnehmung. Ein Beispiel dafür ist der folgenden Text, der auf den ersten Blick völlig unsinnig erscheint, den wir aber nach kurzer Irritation ohne große Schwierigkeiten lesen können:[69]

Afugrnud enier Sduite an enier Elingshcen Unvirestiät ist es eagl, in wlecher Rienhnelfoge die Bcuhtsbaen in eniem Wrot sethen, das enizg wcihtge dbaei ist, dsas der estre und lzete Bcuhtsbae am rcihgiten Paltz snid. Der Rset knan ttolaer Bölsdinn sien, und du knasnt es torztedm onhe Porbelme lseen. Das ghet dseahlb, wiel wir nchit Bcuhtsbae für Bcuhtsbae enizln lseen, snodren Wröetr als Gnaezs.

Nehmen wir als zweites Beispiel einen Baum, der vor uns steht. Bis wir diesen Baum sehen, durchlaufen die Impulse ein faszinierendes Verarbeitungssystem.

Als einen der ersten Schritte darin macht unser Gehirn einen Mustervergleich. Paßt das, was wir vor Augen haben, in irgendein Muster? Ist es bekannt oder unbekannt? Hatten wir schon irgendwann einmal mit etwas Ähnlichem zu tun oder ist es völlig fremd? Evolutionär war es wichtig für unser Überleben, möglichst schnell wahrzunehmen, ob wir es mit einem Höhlenbären oder mit Nahrung zu tun hatten.

Gleich darauf erhalten diese Informationen eine Gefühlsfärbung. Wir wissen zwar noch nicht, was vor uns steht – ein Baum oder ein Ungeheuer –, aber wir empfinden den Gegenstand als angenehm oder unangenehm, als harmlos oder gefährlich. Dabei erhält dieser Eindruck durch frühere Erfahrungen mehr und mehr Einfärbungen: Er macht uns ängstlich, fluchtbereit, angriffslustig, ärgerlich, schamhaft, versöhnlich oder liebevoll, es ist uns eklig oder freudig zumute, und wir ahnen, ob es unserem Leben förderlich oder abträglich ist. Innerhalb von ein paar weiteren Millisekunden formt sich aus zusätzlichen Informationen, Erfahrungen, Hypothesen und Gedankenverbindungen ein Bild in unserer Großhirnrinde. Jetzt erst sehen wir den Baum.

Hier wird deutlich, daß das, was wir sehen, nicht unbedingt das sein muß, was sich vor unseren Augen befindet. Der Neurobiologe Baumgartner meint dazu sehr sachlich: »Die funktionelle Organisation des visuellen Systems ... konstruiert für uns eine Realität, die unseren Interaktionen mit der physikalischen Welt angemessen ist.«[70] – oder anders ausgedrückt sehen wir nur das, was unserem »System Mensch« zum Überleben dienlich ist. Über diese visuelle Reizverarbeitung wird bestimmt, was wir als schön oder häßlich empfinden, ob uns das Meer oder das Gebirge besser gefällt, ob wir uns zu fülligen oder zu schlanken Menschen hingezogen fühlen und welche Automarke in welcher Farbe wir bevorzugen.

Dabei besitzen wir mehrere Sehweisen. Der zentrale Bereich unserer Netzhaut ist auf das Farben- und Detailsehen ausgerichtet. Die Bereiche außerhalb dieses Zentrums lassen uns Graustufen und Muster wahrnehmen, und ganz am Rand sind nur Bewegungen erkennbar.[71]

Ruhige Dinge sind meist ungefährlich, während bewegte Objekte fast immer ein situationsgerechtes Handeln notwendig machen. Daher können wir in unserem seitlichen Gesichtsfeld, im Augenwinkel, zwar keine Details erkennen, aber wir bewegen automatisch unsere Augen und unseren Kopf in die Richtung, wo sich etwas bewegt. Dieser Reflex erlaubt uns, unsere Umgebung umfassend wahrzunehmen. Was bewegt sich um mich herum? Ist es ein Blatt im Wind, ein Bär, ein Kaninchen oder ein möglicher Partner? Einem Freund von mir haben diese evolutionären Errungenschaften des Sehens einmal das Leben gerettet, als er auf einer Baustelle im Augenwinkel einen Schatten hat huschen sehen. Instinktiv hat er sich geduckt und im nächsten Moment ist ein Stahlträger ein paar Zentimeter an ihm vorbeigesaust. Ohne dieses Sehen aus dem Augenwinkel hätte ihn der Träger genau am Kopf getroffen.

Auch wenn wir in unserer modernen Welt andere Anforderungen haben; für unsere steinzeitlichen Vorfahren war dies eines der wichtigsten Programme für das Überleben. Allein die Tatsache, daß die Verarbeitungsprozesse unseres Sehens im Gehirn etwa 15 % der Großhirnrinde beanspruchen,[72] zeigt, daß diese Sinnesleistungen höchst komplex sind.

Ein anderes Beispiel für unsere großartigen visuellen Fähigkeiten hat mir eine gute Freundin von ihrem Sohn erzählt. Seit frühester Kindheit schwerhörig, wurde dies trotz mehrfacher fachärztlicher Abklärungen lange nicht erkannt. Bei einem dieser Facharztbesuche stellte sich der Arzt schräg hinter den Jungen und stellte ihm ein paar Fragen. Prompt erhielt der Arzt schlüssige Antworten. Erst als der Arzt ein Blatt Papier als Sichtschutz vor seinen Mund hielt, konnte ihn der Junge nicht mehr verstehen. Er hatte das Lippenlesen und den »Rundumblick« zum Ausgleich für seine Schwerhörigkeit zu einer solchen Perfektion entwickelt, daß er alle in der Umgebung »sehend« hören konnte.

Unsere Augen und ihre Sinnesverarbeitung im Gehirn weisen noch viel mehr Eigenschaften auf, die uns immer wieder aufs Neue eine Ehrfurcht vor der Schöpfung vermitteln. Eine der faszinierendsten Eigenschaften unserer Auge-Gehirn-Koppelung ist unsere Fähigkeit, genau zu wissen, wann eine Person, die hinter einem Baum vorbeiläuft, auf der anderen Seite wieder auftaucht oder wann ein Ball an einem Punkt sein wird, den er erst erreichen wird. Hierzu muß unser Gehirn eine Wirklichkeit konstruieren, die nicht sichtbar sein kann, weil es sie noch nicht gibt. Und dennoch wissen wir, daß es im nächsten Augenblick Realität sein wird. Ohne dieses Programm könnten wir weder irgendwelche Ballsportarten betreiben noch beim Autofahren die Geschwindigkeit eines anderen Verkehrsteilnehmers einschätzen.

Eine weitere Errungenschaft unseres visuellen Wahrnehmungsapparates besteht im unscharfen, »defokussierten« Sehen. Wenn wir unseren Blick auf eine ganz bestimmte Sache richten, stellen wir unsere Augen scharf, wir fokussieren die Aufmerksamkeit darauf. Damit können wir Details erkennen. Die meiste Zeit haben wir jedoch unsere Pupillen entspannt geöffnet und schauen ziellos mehr oder weniger ins Leere.

Diesen defokussierten Blick nutzen inzwischen auch die Systemanalytiker[73] für ihre Computerprogramme. Die damit verbundene Unschärfe erlaubt es nämlich, Muster zu erkennen und übergeordnete Zusammenhänge eines Bildes zu erfassen.[74] Dazu gehören vor allem die Proportionen, die den Rhythmus eines Bildes ausmachen: Entspricht ein Bauwerk dem gefälligen »goldenen Schnitt« oder empfinden wir es als unstimmig? Das Abstandsverhältnis der Augen zum Mund und beide zum Gesamtgesicht lassen sich für die Personenfahndung[75] einsetzen, und nicht zuletzt haben die körperlichen Proportionsverhältnisse einen maßgeblichen Einfluß auf unsere Beurteilung von Schönheit.[76] Werden der Taillenumfang durch den Hüftumfang geteilt, ergibt dies einen »Schönheits-Wert« bei Frauen. Dieser liegt idealerweise bei 0,78. Dies gilt ungeachtet von kulturellen Unterschieden – bei den Rubensdamen genauso wie bei den Models auf den Laufstegen der Modebranche.

In Bezug auf die Reflexzonen hat dieser defokussierte Blick besonders bei den Gesichtsreflexzonen eine große Bedeutung. Mit diesem Blick erhalten wir einen ersten Eindruck gleich bei der Begrüßung.[77] In diesem kurzen Moment nehmen wir eine unglaubliche Fülle an Informationen wahr.[78] Diese Abschätzung war in archaischen Zeiten überlebenswichtig. Wir mußten in den ersten Augenblicken erkennen können: Ist es ein Freund oder ein Feind? Ist es ein Beutetier oder bin ich eventuell selbst die Beute? – Und welche Strategien sind im jeweiligen Fall sinnvoll? Diese Mustererkennung ist nach wie vor bei uns aktiv und hilft uns, über den »diagnostischen Blick« Organstörungen in den Gesichtsreflexzonen zu entdecken.

Sehen wir uns den Mechanismus genauer an: Jeder von uns kennt aus seiner Kindheit Situationen, in denen Verwandte oder Bekannte über ihre Beschwerden klagten. Während wir diese Menschen beobachteten, war unser Unterbewußtes höchst aktiv und hat die Eindrücke gesammelt und verglichen. So hat sich aus den Nierenbeschwerden von Onkel Hans, Tante Else, Frau Huber und ein paar anderen im Laufe der Zeit ein inneres Vergleichsbild für ein »Nierengesicht« entwickelt. Genauso entstanden auch Vergleichsbilder für viele andere Organbeschwerden. Zusammengenommen bilden sie eine unbewußte Datenbank. Die Kunst des »diagnostischen Blicks« besteht nun darin, dieses Wissen bewußtwerden zu lassen.

Das Besondere an diesem Blick besteht darin, daß wir wie abwesend durch den Menschen geradezu hindurchsehen. Damit nehmen wir Veränderungen und Bewegungen wahr und können Abweichungen im Gesicht erkennen, die nicht passen. Werden dazu unsere Vergleichsmuster in unserer unbewußten Gesichtsdatenbank aktiviert, erhält diese gesundheitliche Gesichtsbeobachtung einen Sinn.

ÜBUNG: Zur Förderung einer ganzheitlichen Sichtweise dürfen Sie hierzu eine kleine meditative Übung machen:

Nehmen Sie jeweils den zweiten Zeh von beiden Füßen zwischen Ihre Daumen und Zeigefinger und drücken Sie sanft auf die Reflexzonen der Augen. Schließen Sie nun Ihre Augen und atmen Sie auf die Punkte hin, die Sie halten.

Geben Sie nun Ihrer Vorstellungskraft einen breiten Raum und lassen Sie Ihren inneren Blick schweifen – über einen Sonnenuntergang am Meer, wenn die Sonne langsam im Meer versinkt, oder genießen Sie den Ausblick von einem Berg über die Wolken, aus denen die anderen Gipfel ragen.

Nehmen Sie sich Zeit dafür und geben Sie Ihrem inneren Blick Weite. Sollte Ihr Verstand etwas festhalten wollen, richten Sie Ihre Aufmerksamkeit einfach wieder in die Ferne. Lassen Sie sich so mit geschlossenen Augen immer tiefer in die Wahrnehmung sinken und achten Sie darauf, was vor Ihrem inneren Auge auftaucht. Wenn ein Bild anhaften will, so lassen Sie es einfach wie eine Wolke am blauen Himmel weiterziehen oder sehen Sie zu, wie es sich im weiten Horizont auflöst. Das gleiche dürfen Sie mit den Gefühlen tun, die mit den Bildern manchmal einhergehen.

Sicherlich werden auch aktuelle Tagesthemen auftauchen, Angelegenheiten, die Sie noch nicht gelöst haben, die Sie stören. Hier dürfen Sie genauso vorgehen. Akzeptieren Sie, daß diese Störungen, Probleme oder Themen im Augenblick da sind. Wenn Sie versuchen, sie wegzudrängen, wird es mißlingen, denn je mehr Sie sie weghaben wollen, desto stärker kommen sie in Ihr Bewußtsein. Wenn Sie aber zu sich sagen: »Jetzt im Augenblick kann ich es nicht lösen; ich werde mich dem nachher widmen.« Dann wird Gelassenheit einkehren. Dann werden sich die Bilder und Gedanken wie die Wolken verhalten.

Lassen Sie sie los, lassen Sie sie weiterziehen und sehen Sie einfach zu, wie sie sich auflösen. Sie werden sich später darum kümmern. Dann dürfen sie wieder da sein.

Zum Ende dieser kleinen Übung holen Sie sich bitte das angenehmste Bild aus den Wolken noch einmal zurück in Ihr Bewußtsein. Während Sie dieses Bild vor Ihren geschlossenen Augen sehen, fixieren Sie es mit einem herzhaften Druck auf die Augenzonen an Ihren Füßen. Nun kommen Sie wieder zurück in Ihre Umgebung und öffnen frisch und entspannt Ihre Augen.

Sie werden feststellen, daß Sie bereits nach der ersten Übung etwas gelassener sind und daß sich Ihre Augen deutlich entspannen. Mit zunehmender Praxis werden Sie bemerken, daß Ihnen Unstimmigkeiten stärker auffallen und daß Sie Zusammenhänge besser erkennen können. Entdecken Sie damit eine erweiterte Sichtweise, die Ihnen deutlich mehr Durchblick im Leben schenkt.

Als Ergänzung können Sie im Anschluß die Augenzonen mit einem Edelsteingriffel aus Bergkristall, Achat oder Chalcedon sanft massieren und dabei das schönste Bild aktivieren. Dies wird Ihnen helfen, Probleme leichter zu lösen.

OHR
Die Harfe – Der eigene Ton

Wenn es um das Alter von Musikinstrumenten geht, nimmt die Flöte zweifellos einen der ersten Plätze ein, wie der mehr als 30.000 Jahre alte Fund einer Flöte aus Mammutknochen von der Schwäbischen Alb zeigt. Gleich darauf aber folgt die Harfe. Wahrscheinlich entdeckten die Jäger vergangener Tage, daß ihr Jagdbogen Töne von sich gab, die man gezielt spielen konnte.

Als früheste Zeugnisse von Harfen gelten die aus dem Zweistromland zwischen Euphrat und Tigris in Ur (um 2.450 v. Chr.) sowie die der Ägypter, von denen wir wissen, daß sie bereits 2.700 v. Chr. Harfe gespielt haben. Sogar in der Schöpfungsgeschichte der Bibel wird die Harfe erwähnt, wo das Instrument »Kinnor« von Jubal, dem Sohn Lamechs gespielt wird.[79] Besondere Aufmerksamkeit erhielt sie dann in der Geschichte von David, der zu seiner Seelenberuhigung nach einem Harfenisten verlangte.[80] Ab der Zeitenwende finden wir dann mannigfaltige Quellen über Harfen, wobei die wesentliche Weiterentwicklung dieses Instruments im mittleren Orient erfolgte. Mit der Ausbreitung des Islam kam dann die Harfe über die nordafrikanischen Küsten des Mittelmeeres nach Spanien, und von hier aus verbreitete sich dieses Instrument schließlich sehr schnell über ganz Europa. Natürlich kannten auch unsere keltischen Vorfahren bereits harfenähnliche Saiteninstrumente, die allerdings von den Harfen aus dem arabischen Raum verdrängt wurden.

Die Iren haben seit dem 12. Jahrhundert eine besondere Zuneigung zu diesem Instrument. Harfenisten waren nicht nur angesehene Erzähler von Heldengesängen, die von Fürstenhof zu Fürstenhof zogen. Die »Fili«, wie die irischen Barden genannt wurden, waren Wahrsager, Dichter, Sänger und Rechtsfinder. Sie waren auf geistiger Ebene den Fürsten gleichgestellt und durften wie diese auf Reisen ein allgemeines Recht auf Bewirtung einfordern.[81] Dadurch hatten sie einen großen politischen Einfluß, der weit über die Grenzen hinaus bis nach England und in die Bretagne reichte. Weil sie Angst vor deren untergründiger Macht hatte, ließ die englische Königin Elisabeth I. im 16. Jahrhundert sogar alle Harfenisten verhaften und ihre

46

Instrumente zerstören.[82] Ihre Bedenken waren durchaus berechtigt, denn Harfen haben aus den Märchen und Heldensagen etwas, dem man sich nicht entziehen kann. Dabei sollte man sich vor Mißbrauch hüten, wie die Geschichte des Spielmanns zeigt:

Als ein Spielmann auf einer Wiese gedankenverloren auf seiner alten Laute vor sich hinspielte, kam eine Fee vorbei und war so angetan von seinem Spiel, daß sie ihm eine Harfe schenkte. Hocherfreut über dieses kostbare Geschenk, machte er sich gleich auf in das nächste Dorf, wo gerade Markttag war. Als er die Saiten berührte, erklangen Töne, die alle fröhlich werden ließen und zum Tanzen bewegten. Je kräftiger der Spielmann seine Harfe spielte, desto ausgelassener wurden die Menschen. Es war, als ob die Füße tanzten, die zugehörigen Menschen nur ihren Füßen folgten und dabei einen Riesenspaß hatten. Manche waren anfangs erschrocken, aber durch die Musik fühlten sie sich so wohl, daß sie einfach mitmachten und keinen weiteren Gedanken daran verloren.

Eines Tages ließ sich der Spielmann eine neue Hose aus bestem Stoff machen. Der Schneider brachte ihm jedoch eine, die er aus Lumpen zusammengenäht hatte, und er beharrte darauf, daß dies die richtige wäre, jene, die der Spielmann bestellt hatte. In seinem Ärger nahm der Spielmann seine Harfe und griff zornig in die Saiten. Nun mußte der Schneider tanzen, ob er wollte oder nicht. Es war kein liebliches Lied, das er spielte, und so zuckte und verrenkte sich der Schneider nach den Mißklängen der Harfe. Er bettelte um Gnade und versprach, alles wieder gutzumachen. Aber der Spielmann war in seinem Ärger gefangen. Als er schließlich abließ, fiel der Schneider zu Boden und schlurfte erschöpft nach Hause. Dort machte er sich sofort daran, dem Spielmann die schönste Hose zu machen, die er jemals geschneidert hatte.

In der gleichen Nacht aber kam die Fee und wollte dem Spielmann die Harfe wieder wegnehmen. Jetzt erst erkannte er, welchen Fehler er gemacht hatte, und er weinte bitterlich, bereute, daß er sich nicht hatte beherrschen können. Da ließ sich die Fee erweichen, und er durfte das Instrument behalten. Nur die Fähigkeit, die einstmals damit verbunden war, nahm sie wieder mit. Seither versucht er, seiner Harfe wieder die Klänge zu entlocken, die sie einst hatte. – Und manchmal, wenn er ganz glücklich und in seinem Spiel versunken ist, kommt die Fee vorbei und verleiht ihm für diese Momente die Fähigkeit, auch andere Menschen glücklich zu machen.

Daß Harfen auch heftig sein können, zeigt eine andere Geschichte, die des berühmten Barden der altirischen Götterwelt, Dagda:[83]

Nach einer großen Schlacht fiel Dagda in die Hand des Feindes und wurde von den Männern auf deren Schloß entführt. Da er öffentlich hingerichtet werden sollte, wurde er in die Halle des Königs gebracht, wo bereits alle auf den berühmten Gefangenen warteten. Zu seiner freudigen Überraschung sah Dagda dort seine Harfe an der Wand hängen, die seine Feinde mitgenommen hatten. Da rief er die magischen Worte, die sein Instrument zum Leben erweckten. Kaum hatte er seinen Ruf beendet, sprang die Harfe von der Wand und tötete in ihrem Flug zu Dagda neun Männer. Dann spielte er schmerzliche und fröhliche Lieder und am Ende ein Schlaflied, wodurch die gesamte Gesellschaft einschlummerte. So konnte er dieser Gesellschaft entkommen.

Musik beeinflußt die emotionale Grundstimmung, spricht die Seele an und weckt tiefliegende Gefühle. Wir wissen aus der Wahrnehmungspsychologie und der Bioenergetik,[84] daß unsere Grundgestimmtheit die Richtung unseres Denkens bestimmt. Wenn wir uns traurig fühlen, werden wir keine großen Pläne machen, wenn wir zornig sind, kommen erst einmal keine Gedanken an Versöhnung auf, und wenn wir vor Begeisterung innerlich glühen, übersehen wir oftmals problematische Aspekte eines Vorhabens oder einer Partnerschaft.

Haben Sie schon einmal versucht, irgendwo »wegzuhören« oder etwas nicht hören zu wollen? Genau dies nehmen wir um so präziser wahr. Unsere Ohren sind einfach nicht natürlich verschließbar. Dieses unbewußte Hören ist eine Grundlage der neuen Hypnosetherapie, die von Milton Erickson begründet wurde.[85] Erickson nutzte meisterhaft die eingebetteten Nachrichten an das Unterbewußte. Diese Worte und Sätze haben eine mächtige Wirkung auf unsere Denkrichtung, unser Verhalten und unsere Entscheidungen – und diese Macht der Worte und des Klangs haben Schamanen zu allen Zeiten für ihr Wirken eingesetzt.

Vom Hören und Horchen zum Gehorchen ist es nur ein kleiner Schritt, der gleiche, der zwischen dem Gebrauch für eine schönere Lebensgestaltung und dem Mißbrauch für Machtzwecke besteht. Die Instanz, die uns garantiert immer in die Lebensfülle leiten will, beachten wir dabei leider am wenigsten: unsere Seele. Sie fordert keinen Gehorsam, und sie will uns nicht dazu bringen, etwas zu tun oder zu lassen. Als leise Ratgeberin sagt sie uns, was unserem Leben dienlich ist, wo Türen offenstehen und weist uns auf Wege hin, die gangbar sind. Die Seele dient einzig der Liebe; der Liebe zu uns selbst, zu den Menschen und zur Schöpfung.

Doch wer vermag diese Stimme überhaupt noch zu hören? Benötigen wir inzwischen nicht schon die Geräuschkulisse, mit der wir uns dauernd umgeben? Einige Menschen brauchen zum Schlafen bereits den Fernseher, und viele können es nicht mehr ertragen, wenn es still ist. Doch nur in solchen Momenten ist es möglich, der Seele zu lauschen. Fragen Sie sich einmal selbst: Wie lange ist es her, daß ich mehr als eine halbe Stunde Stille erleben durfte? Ohne Radio, Fernseher, Geplapper oder sonstige Geräusche des Alltags?

Sollten wir uns nicht schon längst einen neuen Zugang zu den inneren Ohren verschaffen? Ein Weg zu den Anteilen, die uns helfen, Körper und Seele in Einklang zu bringen, führt über die Reflexzonen in Verbindung mit einer kleinen meditativen Übung.

Was unsere Seele dazu benötigt sind ein paar Minuten an einem ruhigen Ort, wo Sie in der Lage sind, der Seele zu lauschen und zu hören, was sie zu sagen hat.

Als Begleitung eignet sich hervorragend der Fingerdruck auf die Reflexzonen der Ohren. Wenn Sie mehr Zeit haben, kann diese Übung zehn Minuten bis zu einer halben Stunde dauern. Ansonsten genügen ein paar Minuten für die inneren Ohren.

Drücken Sie dabei mit einem Finger gut spürbar und dennoch angenehm nacheinander auf die Reflexzonenpunkte des Ohres den Händen oder an den Füßen. Atmen Sie dabei mit ein paar langen Atemzügen auf den Punkt hin. Beginnen Sie nun, innerlich leise einen schönen Ton zu summen, den Sie in Ihren gesamten Organismus schicken.

Horchen Sie in sich hinein und lassen Sie Ihren Körper wie eine Harfe zum Klingen bringen. Achten Sie einfach darauf, welche Bereiche Ihres Klangkörpers stärker angesprochen werden und welche mehr Aufmerksamkeit bedürfen.

Schließlich werden Sie ganz still und spüren einfach nach, was dieser Klang in Ihnen verändert hat.

Für die Druckmassage dieser Reflexzonen eigenen sich die Edelsteingriffel aus Bergkristall, Heliotrop oder Aventurin. Damit können Sie Ihre Wahrnehmung noch intensivieren.

Das Wolfsrudel – Abwehr in Gemeinschaft

Isegrimm nannten unsere Vorfahren den Wolf. Bösartig sei er, hinterhältig, heimtückisch und blutrünstig. Auch in den Sagen und Märchen kommt er nicht gut weg. Dabei sind Rotkäppchen und die Geschichte von den sieben Geißlein noch die harmloseren Varianten, wenn wir es mit den altgermanischen Mythen vergleichen, in denen der Fenriswolf[86] ein fürchterliches Ungeheuer ist:

Odin hatte durch die Schicksalsgöttinnen erfahren, daß er im Weltuntergang, der »Götterdämmerung«, durch den Fenriswolf umkommen werde. Dennoch wollte er ihn bändigen und ersann dazu für den Wolf eine Mutprobe. Dazu ließ Odin »Läding« fertigen, eine unglaublich starke Kette. Der Fenriswolf lachte über die Kette und zerriß sie beim ersten Strecken. Daraufhin wurde von den Göttern eine doppelt so starke Kette, »Droma«, geschmiedet. Der Fenriswolf zögerte bei seiner Fesselung, doch nach etwas Überredung stimmte er zu und brach abermals die Kette. Odin sah ein, daß er ihn nicht mit Ketten halten konnte, und ließ ein magisches Seidenband fertigen. Der Fenriswolf ahnte, daß Zauber und Betrug im Spiel waren und weigerte sich, das Band als Mutprobe anlegen zu lassen. Erst als der Kriegsgott Tyr seine Hand als Pfand in sein Maul legte, stimmte er zu. Bald spürte er die Magie und biß Tyr die Hand ab. Sogleich wurde er mit seiner unlösbaren Fessel an einen Felsen gebunden. So geiferte und heulte er jämmerlich bis zur »Götterdämmerung«, der Schlacht am Ende der Welt, bei der Odin, wie vorausgesagt, vom Fenriswolf verschlungen wurde.

Die Sorge der Seßhaften um ihre Schafherden brachten dem Wolf einen bösen Ruf ein. Frühere Generationen sahen den Wolf noch völlig anders. In den Gesellschaften, die ihre Lebensgrundlage durch die Jagd bestritten, war der Wolf ein hoch geachteter Jäger. Namen,[87] wie Wolfgang (ganc = althochdeutsch gehen, schreiten, pirschen) oder Wolfhardt (harti = Edelmut) sind die Reste, die sich bis in unsere Zeit hinüber-

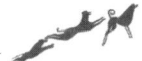

gerettet haben. Wie alle wilden Tiere verkörperte der Wolf positive Eigenschaften, die mit der Namensgebung auf den Träger übergehen sollten. In unserer aufgeklärten Welt kommen wir allerdings nicht mehr auf den Gedanken, daß ein Junge mit der Taufe auf den Namen Wolfgang eine feine Witterung und gute Ausdauer erhalten würde.

In den alten Gesellschaften gab es Einweihungen in das Erwachsenendasein, bei denen diese Eigenschaften in die Persönlichkeit übertragen wurden. Dabei mußten die angehenden Erwachsenen Prüfungen bestehen und ihr Totemtier finden. Solche Rituale werden in den traditionellen afrikanischen Gesellschaften heute noch gelebt. Auch bei uns gab es in früheren Zeiten solche Rituale, wie eine Geschichte aus unserem germanischen Sagenschatz zeigt, bei der das Totemtier ein Wolf ist:

Als Wolfhardt 10 Jahre alt war, sagte ihm seine Mutter, daß er nun alt genug sei, das Leben zu erfahren, und sie schickte ihn zu seinem Onkel Siegmund. Der nahm ihn mit auf seine Wanderungen durch die Wälder. Eines Tages kamen sie an eine Hütte, in der zwei Männer schliefen. Da gewahrten sie zwei Wolfsfelle, die an der Tür hingen. Beim Anblick dieser beiden herrlichen Felle konnten sie nicht widerstehen und zogen sich die Felle über. In dem Augenblick wurden sie in Wölfe verwandelt. Erst jetzt verstanden sie, daß die beiden Schlafenden zwei verwunschene Fürstensöhne waren, die nur alle sieben Tage für einen Tag Menschengestalt annehmen konnten. Seither ziehen Wolfhardt und Siegmund als Wölfe durch die Wälder.

In den 80.000 Jahren seit unserer Bewußtwerdung sind wir erst in den letzten 15.000 Jahren seßhaft geworden. Mensch und Wolf lebten also mehr als 80 Prozent ihrer Zeit als Jäger nebeneinander. Hier lernte der Mensch die Eigenschaften des Wolfes kennen und schätzen, die in vielen Bereichen denen des Menschen ähnlich sind. Wölfe haben ein hochentwickeltes Sozialverhalten, das mit zu den komplexesten im Tierreich gehört. Das männliche und das weibliche Alpha-Tier bestimmen das Rudel, und alle anderen Rudelmitglieder ordnen sich hierarchisch unter. Wölfe haben eine »intelligente« Art zu jagen, bei der die einzelnen Mitglieder unterschiedliche Aufgaben übernehmen: Während ein paar Wölfe aus dem Rudel die Beute verfolgen, warten andere an bestimmten Stellen auf das Beutetier, um es dann zu schlagen.

Diese Ähnlichkeiten haben es Mensch und Wolf leichtgemacht, ein Zusammenleben zu entwickeln. Schließlich stammt der treueste Freund des Menschen, der Hund, vom Wolf ab. In dem Maße, wie wir die positiven Eigenschaften des häuslich gewordenen Hundes schätzen, zeigt uns der Wolf die wilden und animalischen Seiten in uns, die wir als zivilisierte Menschen ungern wahrhaben wollen. Zudem hat uns schon immer dieses Rudelverhalten fasziniert, bei dem alle sich gegenseitig helfen und eine Gemeinschaft bilden, die meist jahrelang hält und von der alle profitieren.

Die Fürsorge und den Gemeinschaftssinn der Wölfe bringt eine schöne Geschichte zum Ausdruck, die ich vor langer Zeit gelesen habe und von der ich leider die Quelle nicht mehr weiß. Dabei geht es um eine Wölfin, die den Menschen das Feuer bringt.

In einer längst vergangenen Zeit waren nur die Götter im Besitz des Feuers, die es sorgsam hüteten. Da beschloß eine mutige Frau, das Feuer für die Menschen zu stehlen. Dazu verwandelte sie sich in eine Wölfin und schlich in dieser Gestalt zum Herdfeuer der Götter. Gerade als sie ein Stück Glut aus dem göttlichen Feuer holte, wurde sie erkannt und mußte die Glut verstecken. In ihrer Eile verbarg sie die Glut in ihrer Scheide. Während sie nun von den Göttern zur Rede gestellt wurde, ward es ihr entsetzlich heiß, und sie wurde immer unruhiger von der Glut. Schließlich ließen die Götter sie ziehen. Kaum war sie außerhalb ihrer Reichweite, bemerkten die Götter den Raub und die List, mit der sie das Feuer entwendet hatte. Fürchterlich erzürnt mußten sie aber einsehen, daß sie der Wölfin nichts mehr anhaben konnten, da sie sich bereits schon wieder in ihre ursprüngliche Frauengestalt zurückverwandelt hatte. Da brannten die Götter der Feuerträgerin als Erinnerung an den Diebstahl ein kleines Mal an die Stelle, mit der sie das Feuer zu den Menschen gebracht hatte. Seither ist diese Stelle in der Scheide der Frauen sehr empfindlich, und wenn das innere Feuer brennt, ist diese Stelle besonders spürbar.

Vorbei ist die Zeit, als die Gründer Roms, Romulus und Remus, von einer Wölfin gesäugt wurden, die Namen Wolfhardt oder Wolfgang das Persönlichkeitsprogramm bestimmten und der Wolf als ebenbürtiger Jäger in den Wäldern geachtet wurde. Wir

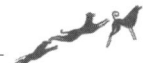

haben den Wolf weitgehend ausgerottet, und er wird nurmehr unter sehr kontrollierten Bedingungen geduldet. Dabei sagen alle ernsthaften Quellen einmütig, daß eine Gefährdung des Menschen durch Wölfe nie bestanden hat und alle Geschichten vom bösen Wolf der Phantasie entsprungen sind. Unglücklicherweise wurde die Dämonisierung des Wolfes durch das Christentum noch verstärkt. Da die häufigsten Beutetiere der Wölfe die Schafe waren und das Lamm ein Symbol Christi darstellt, mußte der Wolf zwangsläufig der Teufel sein. So wurde der Wolf zum Werwolf, der als das Böse ausgerottet werden muß.

Schauen wir uns die positiven Seiten der Wölfe genauer an, finden wir eine kontrollierte Aggression, eine intelligente Art zu jagen und einen ausgeprägten Gemeinschaftssinn. Übertragen auf unseren Körper, finden wir das Organsystem, das hierzu am besten paßt, in den Funktionen des Mundraums.

»Die Zähne zeigen«, »sich durchbeißen« oder »Biß haben« sind Redewendungen, die für einen positiven Umgang mit der Aggression stehen. Die Entsprechungen beschränken sich aber nicht nur auf die seelischen Bereiche. Auf der körperlichen Ebene waren die Zähne über ihre Funktion als Kauwerkzeuge hinaus schon immer gefährliche Waffen zum Ergreifen, Reißen und Zerteilen der Beute.

Verborgen unter der Mundschleimhaut befindet sich ein weiteres Organsystem, das die kontrollierte Aggression und den Aspekt des perfekten Zusammenspiels ebenso zum Ausdruck bringt: der lymphatische Rachenring. Dazu gehören die Gaumen- und Rachenmandeln und das gesamte mundständige immunkompetente Gewebe.

Dort registrieren die Abwehrzellen sofort jeden Eindringling. Sollte hier etwas durchschlüpfen, erreicht es über Luft- und Speiseröhre tiefe Bereiche des Organismus. Um dies zu verhindern, sind die Wachen immer in höchster Achtsamkeit und schlagen sofort Alarm, wenn Bakterien oder Viren über die Mundpforte eindringen wollen. Daneben werden hier auch Bestandteile der Nahrung analysiert und die stofflichen Erinnerungen gespeichert. Hatte unser Magen-Darm-System schon einmal einen unliebsamen Kontakt mit einem unpassenden Nahrungsmittel, werden wir sofort gewarnt. Diesen Alarm bekommen wir dann manchmal als allergische Reaktion zu spüren.

Ein Beispiel dafür wäre die Unverträglichkeit von Äpfeln. Meist ist nicht der Apfel selbst für diese Reaktion verantwortlich, sondern eine Verkettung unglücklicher

Umstände. Hat jemand beispielsweise während einer Antibiotika-Behandlung einen Apfel gegessen, so konnten möglicherweise durch die Reizung des Darms und die erhöhte Durchlässigkeit der Darmwände kleinste Apfelanteile in das darmumgebende Gewebe gelangen. So gesund ein Apfel ist, an diesen Stellen betrachtet unser Abwehrsystem alles nicht zum Körper Gehörende als feindlich. Nach einem solchen Kontakt ist die Abwehr darauf sensibilisiert, daß ein Apfel etwas Feindliches ist. Diese Information steht von nun an überall im Organismus zur Verfügung. So ist es nicht verwunderlich, daß unser Analyselabor im Mund beim nächsten Apfel Alarm schlägt und entsprechend reagiert. Dabei muß es aber nicht bleiben. Mit geeigneten und kombinierten Maßnahmen wie Kinesiologie, Eigenblutbehandlungen oder NLP[88] kann das Immunsystem wieder umlernen und von seiner Fehlinterpretation befreit werden. Dann schmecken Äpfel als gesunde Vitaminspender wieder bestens.

Zur Verbesserung der Wolfsqualitäten des Immunsystems eignen sich die Massagen der Reflexzonen, die mit dem Mundraum in Verbindung stehen. Wenn wir die Schwimmhäute der Finger und der Zehen anregend durchmassieren und dabei mit der Luftballontechnik die Kraft des Atems nutzen, wird die Energie über die innere Aufmerksamkeit auf das Abwehrsystem des Mundraums gelenkt. Neben einer hervorragenden Vorsorge lindert dies recht rasch einige lästige Begleitsymptome bei Erkältungen, Mandelreizungen oder schmerzhaften Lymphknotenschwellungen am Hals. Diese Maßnahmen sind eine gute Unterstützung bei der Jagd unseres Abwehrsystems auf ungebetene Eindringlinge.

Als Ergänzung haben sich im Anschluß sanfte Massagen mit einem Edelsteingriffel aus Heliotrop, Fluorit, blauem Calcit oder Chalcedon bewährt.

Die Waage – Balance bewahren

Irgendwann in grauer Vorzeit begann der Mensch einer bestimmten Anzahl von Dingen einen festen Begriff zuzuordnen. Wenn bereits kleine Kinder stolz darauf sind, wenn sie bis zehn zählen können und dann weiter die Zahlen bis hundert kennen, so macht uns dies darauf aufmerksam, daß das Zählen mit zu den ersten Kulturleistungen des Menschen gehört. Was wahrscheinlich als Zeigen der Fingerzahl begann, haben wir zur Mathematik weiterentwickelt, und mathematische Systeme bilden die Grundlage für die elektronische Datenverarbeitung in unseren Computern. Die große kulturelle Errungenschaft besteht dabei darin, etwas rein Gedankliches so zu behandeln, als wäre es dinglich vorhanden und eine bildhafte Abstraktion davon zu entwickeln.[89]

Diese geistige Leistung dürfte wohl der stärkste Motor für unseren evolutionären Fortschritt gewesen sein. Damit sind wir in der Lage, Vorstellungen und Ideen zu entwickeln. Eines der ältesten Beispiele dafür liefern uns die Sternzeichen der Astrologie. Wie wir anhand der Himmelsscheibe von Nebra[90] sehen können, begann der Mensch schon sehr früh den Sternenhimmel und seine Gesetzmäßigkeiten zu erkunden. Unsere Vorfahren haben dieses grandiose Schauspiel der Lichtpunkte am nächtlichen Firmament keineswegs nüchtern betrachtet. Vielmehr haben die Schamanen und Astrologen der Vorzeit die Sterne gedanklich geordnet und ihrem Verständnis der Welt entsprechend diesen Lichtgebilden Bedeutungen verliehen. So wurden die Sternbilder zu mythologischen Gestalten und Persönlichkeiten. Diese besaßen Eigenschaften und Fähigkeiten, mit denen sie Abenteuer bestanden, die auf das Leben eines jeden Einfluß hatten. In dieser Ära entstanden die grundlegenden Dramen des menschlichen Lebens, die in Geschichten gegossen in vielen Variationen an den Lagerfeuern weitererzählt wurden. Da war von Heldentaten und Niederlagen die Rede, von Eifersucht und Habgier, von Liebe und Haß und all den anderen Emotionen, zu denen wir als Menschen fähig sind. Kein Wunder also, daß diese uralten Zusammenhänge auch heute noch den Grundstoff für die meisten Filme und Romane liefern.

Inzwischen haben wir mit der Raumfahrt den Mann im Mond entzaubert und mit unseren Teleskopen die Galaxien am Sternenhimmel auf physikalische Gebilde reduziert. Dennoch sind diese Gebilde am sternenklaren Nachthimmel nach wie vor geeignet, unsere Phantasie zu beflügeln, und sie vermögen trotz aller wissenschaftlicher Erklärungen in uns eine Ahnung von der Unermeßlichkeit des Universums zu erzeugen. Und wie ehedem lauschen wir ehrfürchtig den Geschichten, die unsere Ahnen den Sterngebilden entlockten, auch wenn es zuweilen nur das Tageshoroskop aus der Boulevardzeitung ist.

Alle diese gedanklichen Leistungen, zu denen wir fähig sind, stehen entwicklungsgeschichtlich in engem Zusammenhang mit der Ausbildung unserer Hände. Frank Wilson[91] beschreibt sehr eindrucksvoll, daß wir in unserer Evolution erst durch die zunehmende Nutzung unserer Greifwerkzeuge eine größere Komplexität der Hirnleistungen erlangten, und dies war letztlich die Voraussetzung für die Ausbildung unserer geistigen Fähigkeiten. Die folgende Begebenheit aus unserem Alltag mag als Beispiel für unsere neurologischen Leistungen dienen, zu denen wir in der Lage sind:

Stellen Sie sich vor, Sie gehen eine Treppe hoch, auf der Ihr Kind ein paar seiner Spielsachen zwischengelagert hat. Dabei halten Sie in der einen Hand eine Tasse Kaffee und in der anderen Hand tragen Sie einen Teller mit belegten Brötchen. Selbst wenn Sie sich dazu noch mit künstlichen Handikaps, wie eleganten Schuhen mit hohen Absätzen, das Gehen erschweren, schaffen Sie einen solchen Hindernisparcours fast immer ohne Verschütten des Kaffees oder Abladen unserer Zwischenmahlzeit. Die neurologische Koordination von Auge, Beinen, Händen und Gleichgewicht ist einfach schier unglaublich.

Einen Schritt weiter führt uns dies zu den Leistungen von Jongleuren, die fünf und mehr Bälle gleichzeitig in der Luft kreisen lassen, oder zu Artisten, die den Eindruck vermitteln, ein Hochseil sei eine verläßliche Straße, oder zu Akrobaten, die mit atemberaubenden Trapeznummern den Luftraum unter der Zirkuskuppel erobern.

Üblicherweise nehmen wir an, daß unser großes Gehirn mit seinen Verknüpfungen die Voraussetzungen für diese gewaltigen Leistungen sei. Der Anthropologe Sherwood Washburn vertritt jedoch in einer revolutionären These eine andere Annahme.

Demnach brachte der Gebrauch von Werkzeugen dem werdenden Homo Sapiens vor mehr als 3 Millionen Jahren einen gewaltigen evolutionären Vorteil. Durch den Gang auf zwei Beinen hatten wir die Hände frei für andere Nutzungsmöglichkeiten. Dafür wurde nun eine zunehmende Komplexität des Nervensystems benötigt. Die wiederum sorgte dafür, daß sich unsere Vorfahren Fähigkeiten aneignen konnten, die den Vierbeinern vorenthalten blieben – unsere intelligenten Leistungen und unsere Abstraktionsfähigkeit. »Washburn vertritt ganz eindeutig die Auffassung, das Gehirn des modernen Menschen sei erst entstanden, nachdem die Hominiden geschickter im Umgang mit ihren Werkzeugen geworden seien.«[92] So liegt der Schlüssel zum Menschen in unseren Greifwerkzeugen, die in vielerlei Weise mit unseren Kultur-leistungen in Verbindung stehen: behandeln, begreifen, erfassen oder unternehmen sind nur ein paar Begriffe, die allesamt mit unseren Händen zu tun haben. Ins-besondere das »Handeln« umfaßt dabei ein Spektrum an Bedeutungen, die weit über die Werkzeugnutzung hinausgehen.

So betrifft eine Form des Handelns den Austausch von Gütern oder Dienstlei-stungen. Dafür war es notwendig, die Wertigkeiten zu vergleichen. Wie viele Schafe war ein Pflug wert? Welche Gegenleistung konnte für das Verteidigen des Hofes erwartet werden, oder wie viel Gerste bekam ein Mann für den Transport von Waren? Ob Scheffel für Getreide, Klafter für das Holz, Ellen für die Länge von Häusern, Morgen für die Größe der Äcker oder Zentner für das Wiegen von Säcken; Maße und Gewichte wurden zur Grundlage des Handels. Gleichzeitig konnten damit die Abgaben bemessen werden, die von den Herrschenden erhoben wurden. In die-ser evolutionären Sichtweise sind die Hände für unser Wirtschaftssystem verant-wortlich, mit dem wir die Welt umspannen.

Neben der kaufmännischen Variante verstehen wir unter Handeln das absichts-volle Eingreifen in ein Geschehen. Im Gegensatz zu einem Hund, der auf eine Situa-tion instinkt- und verhaltensgesteuert reagiert, können wir verschiedene Handlungs-varianten in Gedanken durchspielen und uns für die bestmögliche entscheiden. Diese Form des Handelns beinhaltet ein gegenwartübergreifendes Denken mit der Vorstellung einer möglichen Zukunft und einer Erinnerung an die Erfahrungen der Vergangenheit. Dieses Handeln trägt die Fähigkeit in sich, das Konzept der Zeit im Leben planvoll umzusetzen.

In den 1970er Jahren konnten Wahrnehmungsforschungen[93] zeigen, daß wir die Zeit in unserer Vorstellung räumlich organisieren. Betrachten Sie doch einfach einmal Menschen, die von ihrer Vergangenheit oder Zukunft sprechen. Sie werden feststellen, daß diese häufig mit ihren Armen oder Händen in eine bestimmte Richtung deuten. Meistens ist die Vergangenheit auf der linken Seite leicht nach hinten zeigend und die Zukunft vorne rechts. Bei Menschen mit einer ausdrucksstarken Gestik kommen diese inneren Vorstellungsrichtungen noch intensiver zur Geltung. Die inneren seelischen Handlungsebenen werden so über Gesten und Handbewegungen ins Körperliche übersetzt.

Der Gebrauch der Hände und Arme bleibt bei allen unseren Handlungen keineswegs nur auf die oberen Gliedmaßen beschränkt, sondern umfaßt den gesamten Menschen mit Leib und Seele. Es macht beim Gebrauch unserer Hände auch einen Unterschied, wie wir stehen. Machen Sie dazu einmal das folgende kleine Experiment:

Stellen Sie sich hinter einen Stuhl und nehmen Sie als erstes eine »Charly Chaplin«-Fußhaltung ein, bei der die Fußspitzen seitlich nach außen zeigen. Übertreiben Sie ruhig ein wenig und heben Sie so den Stuhl an der Lehne ein paar Zentimeter hoch und setzen Sie ihn wieder ab.

Jetzt richten Sie bitte Ihre Füße so aus, daß die Fußspitzen leicht zueinander nach innen zeigen. Wiederholen Sie nun das Heben des Stuhls in dieser Fußstellung.

Beobachten Sic Ihren Kraftaufwand, den Sie beim jeweiligen Heben einsetzen müssen. Wie ist das Energieempfinden in Ihren Schultern, in Ihren Händen, in Ihrem Unterbauch und wie erleben Sie Ihre innere Aufrichtung? Spielen Sie damit und wiederholen Sie die beiden Arten zu heben, um ein besseres Gespür dafür zu bekommen.

Sie werden mit Sicherheit feststellen, daß Sie mit einwärts gerichteten Fußspitzen deutlich mehr Energie zur Verfügung haben und stabiler in Ihrer Kraft sind. Achten Sie auch bei anderen Verrichtungen beim Handwerken, Kochen, Massieren oder auch bei diffizilen Feinarbeiten mit den Händen auf Ihre Fußstellung. In allen Gelegenheiten werden Sie feststellen, daß die Stellung Ihrer Füße einen großen Unterschied bei Ihren Tätigkeiten ausmacht, sowohl für die Leichtigkeit und Ausdauer als auch für die Präzision. Zudem werden Sie erleben, daß Sie so über ein feineres Gespür bei höherer Kraft verfügen.

»Gebt mir einen festen Punkt, und ich hebe die Welt aus den Angeln.« Dieser Spruch ist uns von Archimedes überliefert. Mit dem festen Punkt in sich erfahren Sie diese Weisheit auf eine persönliche Weise.

Die Reflexzonen sind dabei eine Art Übersetzungsprogramm zwischen innen und außen, zwischen den seelischen Motivationen und den Bewegungen des Körpers. Reflexzonenmassagen harmonisieren diesen Austausch zwischen den Bereichen. Dadurch werden Bewegungen flüssiger und erfolgen mit geringerem Kraftaufwand. Zudem eröffnet die Luftballontechnik in den Reflexzonen der Schulter Freiräume in der Schulterbewegung. Darüber hinaus haben sich mit Hilfe dieser Reflexzonen-Atemtechnik schon einige hartnäckige Schulterprobleme sanft lösen lassen. Wie bei den körperorientieren Bewußtseinsmethoden wie Bioenergetik,[94] Rolfing[95] oder Biodynamische Massage nach Boyesen[96] sind diese Öffnungen der Bewegungs-spielräume oft mit erhebenden Empfindungen verbunden, die oft als Glücksgefühle beschrieben werden.

Zur Verstärkung und Unterstützung dürfen Sie im Anschluß daran Ihre Reflex-zonen der Schultern an Händen und Füßen mit einem Edelsteingriffel aus Berg-kristall, Aragonit, Schneeflockenobsidian oder Mahagonyobsidian sanft durchmas-sieren.

Krieger und Amazonen – mutig und gelassen

Aus dem alten Japan wird die Geschichte eines Samurai erzählt. Als dessen Fürst ermordet wird, macht sich der Samurai auf die Suche nach dem Täter, um die Bluttat zu rächen. Nach einer langen Jagd mit vielen Widrigkeiten kann er den Mörder schließlich stellen. Gerade als der Samurai zum tödlichen Streich ansetzen will, spuckt ihm der Täter ins Gesicht. Da hält der Samurai inne und steckt sein Schwert zurück. Er hätte den Schurken wegen der persönlichen Beleidigung getötet und nicht aus seinem inneren Auftrag heraus. An dieser Stelle endet die Geschichte. Wir dürfen aber annehmen, daß der Samurai nach kurzer innerer Sammlung sein Urteil dennoch vollstreckt hat.

Diese Grundhaltung, sich selbst und die eigenen Bedürfnisse einem größeren Ziel unterzuordnen, charakterisiert das Wesen des Kriegers. Dadurch wird deutlich, daß der Weg des Kriegers – oder der Amazone – keineswegs auf das militärische Handwerk beschränkt ist. Wir finden Kriegerpersönlichkeiten in allen Bereichen, wo Menschen eine Idee verfolgen und bereit sind, dafür zu kämpfen. Beispiele hierfür sind Spitzensportler, Anwälte, Politiker oder Schriftsteller, aber auch die Heldinnen und Helden des Alltags, die für bessere Lebensbedingungen eintreten, die sich um mehr Krippenplätze für die Kinder engagieren oder die ihre Stimme für eine gesunde Umwelt erheben. Jedes Zeitalter hat Kriegerpersönlichkeiten hervorgebracht. Die Friedensnobelpreisträger Albert Schweitzer (1952), Martin Luther King (1964), Mutter Theresa (1979), der Dalai Lama (1989) oder Wangari Muta Maathai (2004) gehören sicher zu jenen unserer Zeit.

Ein besonderes Beispiel einer modernen Amazone ist Julia »Butterfly« Hill, die trotz aller Widerstände zwei Jahre lang auf einem Redwood-Baum in den USA gelebt und mit ihrem passiven Widerstand das Abholzen von 2.400 Jahre alten Mammutbäumen verhindert hat. Damit hat sie als engagierte Kriegerin ein Vorbild gezeigt, wie gelebte Verantwortung für unsere Zukunft aussehen kann.

Krieger waren in früheren Zeiten höchst widersprüchliche Figuren. Sie wurden als Helden bewundert und wie Abschaum behandelt, sie wurden sehnsüchtig erwartet und sie wurden bitterlich gehaßt. Man nannte sie Edle, Ritter oder Samurai, aber auch Söldner oder Mietlinge. Sie wurden als Befreier bejubelt und haben genauso als Landsknechte ganze Länder geplündert oder als gedungene Mörder ihre Blutspuren hinterlassen. Daher wäre es zu einseitig, würden wir nur den Krieger mit seinen hehren Idealen betrachten und seine Schattenseiten ignorieren.

Ursprünglich geht der Krieger auf den steinzeitlichen Jäger zurück, der als Nomade den jahreszeitlichen Wildwanderungen folgte. Dies änderte sich grundlegend, als die ersten unserer Vorfahren seßhaft wurden. Die wilden Tiere, die vorher jedem gehörten, der sie zu jagen vermochte, erhielten in Form einer Herde einen Eigentumscharakter.[97] Nun mußte dieser Besitz an Schafen oder Rindern geschützt werden – auch vor denen, die weiterhin als Nomaden lebten. Dafür konnten nun Krieger gemietet werden, die als Beschützer, Verteidiger und Angreifer ihre Dienste erfüllten. In diesem kulturellen Übergang entstand mit dem Krieger einer der ersten Berufe der Menschheitsgeschichte. So gesehen konkurriert das Kriegshandwerk mit dem der Liebesdienerinnen um den Anspruch, das älteste Gewerbe der Welt zu sein.

Beide Dienstleistungsberufe stehen übrigens auch im Zusammenhang mit der Erfindung des Geldes im Wettstreit. Die ersten Münzprägungen werden den lydischen Königen zugeschrieben, die damit ihre fremden Söldner bezahlten. Dazu ließen sie vor etwa 2.600 Jahren Goldstaub einschmelzen und die flachen Scheiben mit dem Abbild ihres Kopfes prägen. Der bekannteste von ihnen, Krösus, gewann damit in der Antike den Ruf, unermeßlich reich zu sein. Nach dem Geschichtsschreiber Herodot hingegen wurde das Geld im Zuge der Tempelprostitution des babylonischen Melitta-Kultes erfunden, um die Liebesdienste zu bezahlen.[98]

Krieger traten in der Geschichte in vielerlei Gestalten auf. Die Darstellung von nubischen Bogenschützen auf 4.000 Jahre alten ägyptischen Reliefs belegt dies genauso wie die biblische Geschichte Davids. Als er vor Saul flüchten mußte, führte er mit einem Söldnerheer von Philistern ein recht räuberisches Leben, bis er nach vielen Kämpfen König von Israel wurde. Diese Philister, eigentlich Feinde Israels, wurden die Leibgarde von König David. Auch später haben Herrscher bevorzugt fremde Krieger als Leibgardisten eingesetzt. Beim römischen Cäsar Claudius bestanden sie aus germanischen Kriegern, byzantinische Kaiser hatten Waräger, und der Papst besitzt nach wie vor seine Schweizergarden.

Das Kriegshandwerk mit seinen Tugenden und Abgründen war jedoch nicht nur auf die Männer beschränkt. Es gibt in der Geschichte mannigfaltige Zeugnisse von höchst wehrhaften Frauen. Die berühmtesten Amazonen der Antike waren Hippolyte und Penthesilea. Beide haben gefürchtete Frauenheere unterhalten. Eine andere Amazone, Kahina, war Königin der Berber und hat in der Sahara einen zähen Widerstand gegen die anbrandenden Araber geleistet. Selbst in den römischen Legionen gab es Frauen in Kriegsdiensten. Zu Beginn unserer Zeitrechnung wird von der Anfrage einer Gouverneursgattin berichtet, die ihren Mann auf seinen Feldzügen begleiten wollte. Die Erlaubnis wurde damit begründet, daß ohnehin Kriegerinnen in den römischen Truppen mitkämpften und die Manöver von Pacina, einer Frau, geleitet würden. Abgesehen davon wissen wir, daß der römische Kaiser Nero unbotmäßige Senatoren von Gladiatorinnen in der Arena verprügeln ließ. Diese Frauen waren teilweise so groß und kräftig, daß ihre männlichen Kollegen dagegen wie zarte Bübchen aussahen.

Die bekannteste Kriegerin des Abendlandes ist zweifelsfrei Jeanne d'Arc. Doch auch in anderen unserer weiblichen Vorfahren floß Amazonenblut, wie das Beispiel der sogenannten »englischen Prinzessin« zeigt, die im 6. Jahrhundert den jütländischen König Radigis besiegte. Die aktuellste Variante von Amazonen finden wir in Libyen, wo sich Muhammar Ghaddafi von einer weiblichen Leibgarde schützen läßt.[99]

Was macht nun einen Mann zum Krieger beziehungsweise eine Frau zur Amazone? Die äußerlichen Beigaben, wie Schwerter, Schilde oder neuerdings Gewehre, reichen dafür nicht aus. Dazu bedarf es mehr. Die wesentliche Tugend des Kriegers besteht darin, die eigenen Ziele und inneren Konflikte einem größeren Ziel unterzuordnen. Dies erfordert Mut und Selbstdisziplin, Eigenschaften, aus denen Unabhängigkeit und Willensstärke erwachsen. Damit können Krieger und Amazonen ihren innersten Auftrag erfüllen, der im Überschreiten von Grenzen besteht – die äußeren Grenzen der physischen Welt und die inneren Grenzen der Seele.

Auf diese Weise werden sie mit ihrer letzten Grenze, dem Tod konfrontiert. Herakles, Theseus, Odysseus und viele andere Helden der Antike sind zu diesem Zweck in die Unterwelt gegangen und haben mit ihren Schatten gerungen. Die Begegnung mit den eigenen Schatten ist immer eine Reise zu sich selbst. Zur Überwindung der Ungeheuer in unserem inneren Schattenreich wurden dabei seit jeher schamanische Rituale eingesetzt. Deren Ziel besteht darin, über die Konfrontation mit dem Tod das Ego zu durchschauen und zu überwinden. Mit dem Gang in die Unterwelt sterben der Krieger und die Amazone einen rituellen Tod, und sie werden mit dem Wiedereintritt in die Welt neu geboren. Ab da wird jeder Augenblick des Lebens als ein Geschenk wahrgenommen. Von den nordamerikanischen Indianern ist überliefert, daß sie jeden Tag auch als einen guten Tag zum Sterben betrachteten.

Diese Reise in die eigene unbewußte Schattenwelt bleibt auch uns als Krieger und Amazonen unserer Tage nicht erspart. Sonst übernehmen die Schattenanteile die Regie bei unseren Handlungen. Die inneren Ungeheuer wurden vom Christentum in Form der sieben Todsünden beschrieben und entsprechen sieben Dämonen, die den Held in uns verführen wollen: Luzifer fördere den Hochmut, Leviathan den Neid, Satan den Zorn, Belphegor die Trägheit, Mammon den Geiz, Beelzebub die Völlerei und Asmodi die Wollust.[100] Den positiven Gegenpol dazu stellen die sieben Tugenden[101] dar. Die ersten drei – Glaube, Liebe und Hoffnung – sind nach der christlichen Lehre die Grundlage, auf der die vier anderen, die der antiken Philosophie überhaupt erst entstehen können: Weisheit, Gerechtigkeit, Tapferkeit und Mäßigung. Diese Handlungsanforderungen sind ethische Ansprüche an jeden einzelnen von uns.

Darauf gründen die Entscheidungskraft und das Durchhaltevermögen, Ungewöhnliches zu leisten und gleichzeitig die Gelassenheit, dies als etwas völlig Normales zu nehmen. Von außen wird diese Grundhaltung als Mut wahrgenommen. Für den Krieger und die Amazone ist dies jedoch nur eine folgerichtige Handlung in der jeweiligen Situation, der keine besondere Bedeutung zukommt. Gleichzeitig werden darüber auch die eigenen Wünsche, Sehnsüchte oder Schmerzen immer unwichtiger. Haben wir eine Entscheidung getroffen, sorgt die innere Präsenz für eine konsequente Umsetzung ohne Zaudern, wobei dem Krieger und der Amazone die Verantwortung für jedes Tun – und Nicht-Tun – voll bewußt ist.

Ähnliche Beschreibungen finden wir auch bei den Erleuchteten aus dem buddhistischen Kulturkreis. Dies darf jedoch keineswegs mit Gleichgültigkeit verwechselt werden. Der Zen-Meister Daisetz Suzuki[102] meinte dazu sinngemäß, daß Erleuchtung mehr bedeutet, als mit gekreuzten Beinen von einem Hügel auf eine von Bomben geschlagene Menschheit zu schauen, sondern daß sie mehr Mitgefühl und Tränen beinhalte, als man sich dies vorzustellen vermag.

Von allen erleuchteten Kriegerpersönlichkeiten sticht der chinesische Meister Sun Zu hervor. Seine »Kunst des Krieges« entstand vor 2.400 Jahren, etwa zur Zeit der Niederschrift des biblischen Alten Testaments und gipfelt in der Aussage, die Kunst des Krieges bestehe darin, zu siegen, ohne zu kämpfen.[103] Wenn auch die Quellen über Sun Zu selbst recht dürftig sind, sein Werk wurde in den Jahrhunderten von allen führenden chinesischen Feldherrn kommentiert[104] und ist nach wie vor in der gesamten asiatischen Geschäftswelt die Standardlektüre für Manager. Allein daraus ist ersichtlich, daß der Stand des Kriegers in erster Linie ein geistiger ist, erst danach folgt die Umsetzung in die Tat.

General und Heerführer – diese Funktionen werden in der chinesischen Aku-punkturlehre der Leber zugeordnet, die ihrer Idee entsprechend am deutlichsten diese Eigenschaften verkörpert. Wolfgang Porkert sagt dazu in seinen Ausführungen über das Nei Ching, eines der ältesten Werke der chinesischen Medizin:[105] »Dieses Organ ist der Herr der Schläue, von dem die Pläne und die Überlegungen kommen. Die Leber speichert das Blut und füllt Muskeln sowie Sehnen mit ihrer Energie. Wird sie müde oder ist sie überlastet, ergeben sich Schwächeerscheinungen am Bewegungsapparat, der Stimme und der Sehschärfe. Durch Erschöpfung der Leber-energie folgt auch eine Erschlaffung der Zunge, des Hodensacks und der Brüste. Zu-viel Energie in der Leber hingegen erzeugt einen Kasernenhofton in der Stimme mit den zugeordneten Emotionen in Form von Ärger und Zorn. So erzürnt man im Traum bei Leberfülle, während eine energetische Unterversorgung der Leber zaudernde Traummotive gibt – daß man unter Bäumen liege und sich nicht zu erheben wagt.«

Betrachten wir die Leber, kommen wir um ihre Gesellschafterin, die Galle nicht herum. Sie führt das nach außen, was die Leber produziert. Bleiben wir bei Porkert, so hat die Gallenblase in der chinesischen Lehre regulierende Funktionen auf alle anderen Organe – auch im energetisch-seelischen Sinne, und sie hilft ausgewogene Entscheidungen zu treffen. Ist die Energie der Gallenblase stimmig, erledigen wir alles mutig, klar und ohne Mühe. Ist jedoch die Galle energetisch leer, folgen Zaudern und Zähneknirschen. Dann sind die Träume genauso wie der Grundantrieb von hinterlistigen Gedanken bestimmt. Bei einer allzu großen energetischen Fülle hingegen wird zuviel Mut freigesetzt. Dann träumt man von Kampf oder Streit, und man öffnet sich im Traum sogar selbst den Leib.

Leber und Gallenblase bilden eine Einheit in ihrer Funktion, energetisch und gefühlsmäßig haben sie aber unterschiedliche Bedeutungen. Dies kommt vor allem bei Störungen zum Ausdruck: Wenn uns »etwas über die Leber läuft« sind wir erst einmal verärgert, was aber noch keine konkreten Folgen nach sich zieht. Wenn einem jedoch die »Galle überläuft«, dann machen wir uns direkt Luft. Anders ausgedrückt: Die Leber speichert den Ärger und die Galle läßt ihn raus. Wenn also jemand »gelb vor Wut« wird, kommt die Gallenflüssigkeit auf einem unpassenden Weg zum Vorschein. Wenn aber jemand »Gift und Galle spuckt«, findet der Zorn über das richtige Ventil oft das richtige Ziel.

Leber und Galle beeinflussen nicht nur in ihren dramatischen Ausprägungen unser Leben. Sie spielen auch im Alltag eine Rolle. So stützen wir uns bei unseren Entscheidungen vordergründig auf sachliche Argumente. Den Motivationen, die uns unbewußt lenken, kommen wir allerdings nur sehr bedingt auf die Spur. Die jedoch sind es, die für die Wahl der Automarke, des Spülmittels oder des Partners verantwortlich sind.

Für unabhängigere und bessere Entscheidungsfindungen dürfen wir die Leber über die Reflexzonen an den Händen und Füßen stärken. Damit geben wir unserem inneren Krieger bzw. unserer inneren Amazone mehr Aufmerksamkeit und erhalten im Gegenzug mehr Mut und eine größere Zufriedenheit bei der Umsetzung unserer Vorhaben.

Die Edelsteingriffel, die dies unterstützen, sind aus Dumortierit, Tigereisen, Achat oder rotem Jaspis. Wenn wir damit die Leberzonen sanft durchmassieren erhalten die hintergründigen Aspekte bei einer Entscheidung einen größeren Stellenwert.

Kessel und Füllhorn – Veredelung und Fülle

Wer kennt ihn nicht, den Kessel des Druiden Miraculix, in dem der Zaubertrank der unbeugsamen Gallier hergestellt wurde. Solche Kessel waren zur Zeit der Kelten exklusive Gerätschaften, die magisch aufgeladen waren. Nur Druiden, Sängern und Fürsten war es vorbehalten, solche Kessel zu bereiten und zu besingen. Der Sage nach hatte jeder Königshof im alten Irland ein solches Gefäß, das besondere Fähigkeiten besaß und in vielen Geschichten eine bedeutende Rolle spielte. So schlichtete der irische Fürst Cormac[106] einen Streit um die Verdienste seiner Krieger in der Schlacht mittels eines »Kessels der Auszahlung«.

Dieses Wundergefäß wurde mit Fleisch gefüllt und danach mit Zaubersprüchen besungen. Jedem, der dort seine Gabel hineinstieß, spendete der Kessel das ihm zustehende Stück Fleisch. Er wurde nicht leer, bis alle das hatten, was ihnen zustand. Dadurch wurde offensichtlich, was jeder geleistet hatte: Tapfere Helden erhielten einen großen Anteil, während Feiglinge leer ausgingen.

Eine andere Funktion dieser Gefäße bestand in der Gewährung der Wiedergeburt. Dieses Motiv kommt in verschiedenen Formen zum Ausdruck. Die Geschichte des irischen Helden Lueg verdeutlicht es sehr anschaulich.[107] Bei einer großen Schlacht hatte Lueg einen Kessel zur Verfügung, in den alle verwundeten und gefallenen Krieger hineingeworfen wurden, die daraufhin vollständig genesen mit neuen Kräften wieder herausstiegen. So konnte Lueg einen Feind besiegen, der neun Mal stärker war als er.

Der Kessel stand in allen Kulturen für unerschöpfliche Fülle, das Spenden von Nahrung, Fruchtbarkeit, Wiedergeburt, das Erlangen von tiefem Wissen und die Quelle der Gesundheit. Dies alles waren ursprünglich Eigenschaften der »Großen Mutter«, und so war der Kessel das Symbol für den nährenden Urgrund, für die Gebärmutter, in der alles Leben entsteht.[108]

Auch in den Märchen finden wir den Kessel wieder. In »Der süße Brei« von den Gebrüdern Grimm werden Kessel und Füllhorn zu einem Topf, der auf einen

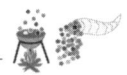

Zauberspruch hin unermüdlich Griesbrei kocht, der nie zur Neige geht. In »Frau Holle« ist der Brunnen der Kessel, in dem sich der Weg zur »Anderwelt« öffnet, und im Torbogen beim Zurückkommen erleben Glücksmarie und Pechmarie ihr persönliches Füllhorn in Form von Gold- und Pechregen.

Im Zuge des Untergangs des Matriarchats wurde der Kessel zunehmend zu einer männlichen Gerätschaft. Im Gegensatz dazu blieb das Füllhorn weitgehend eine weibliche Angelegenheit in der Hand der römischen Göttin Fortuna. Nur vereinzelt wird der römische Gartengott Vertumnus mit einem solchen Horn dargestellt.

In den nordischen Sagen der Edda[109] können wir einen der ersten Versuche nachlesen, wie die Götter Tyr und Thor in den Besitz des Kessels kommen wollten: Eines Tages beschlossen die beiden Götter, den Braukessel des Riesen Hymir zu stehlen, um unendlich viel Bier zu trinken. Hören wir genauer hin, bekommt diese Geschichte eine Dimension, die weit über ein göttliches Saufgelage hinausgeht. Wenn wir weiterlesen, erfahren wir, daß dieser Kessel meilentief ist. Damit handelt es sich um das größte Gefäß überhaupt, um das Meer, aus dem alles Leben kommt. So geht es in der Geschichte im Grunde darum, daß diese beiden Götter die Vorherrschaft über die Entstehung des Lebens haben wollen. Am Ende dieser Geschichte wird der Kessel dann doch dem großen weiblichen Prinzip, dem Meer übergeben.

Daß der Kessel eine solche Wertschätzung erfuhr, liegt daran, daß mit diesem Gefäß eine neue Ära der Essenszubereitung begann, die dem Menschen klare Vorteile in der Evolution sicherte. Wenn wir heute Rezepte von Suppen und Eintopfgerichten austauschen, kommen wir nicht mehr auf die Idee, daß das Kochen einst eine Revolution in der Nahrungsverwertung bedeutete. Auf diese Weise findet eine Art Vorverdauung statt. Einige Nahrungsbestandteile können sogar erst durch das Kochen aufgeschlossen werden oder sind dadurch überhaupt erst bekömmlich. Aus den Tomaten wird so das Lycopin verfügbar, einer der wirksamsten Vitalstoffe zum Schutz der Zellen in der Anti-Aging Medizin. Über den Kochvorgang können auch giftige Substanzen in Pflanzen unschädlich gemacht werden. So enthalten rohe Hülsenfrüchte wie Erbsen oder Bohnen das Gift Aminotril, das Krämpfe, Zittern und Lähmungen verursacht. Erst durch das Kochen wird dieses Gift in ein hochwertiges pflanzliches Protein umgewandelt.

Kochen ist ein aggressiver Vorgang. Hierbei werden Stoffe durch Hitze in einem Sud chemisch und physikalisch verändert. Über die Beobachtung von Tieren, deren Magen halbverdaute Bestandteile beinhalteten, nahm man an, daß im Magen ein alchimistischer Prozeß stattfinden müßte. Daher bezeichneten die Mediziner bis ins 19. Jahrhundert der Säftelehre nach Hippokrates[110] gemäß den Vorgang im Magen als »erste Kochung«. Die Umwandlung von Nahrung in Energie war ein alchimistischer Vorgang, der verschiedene Schritte durchläuft. Das Ziel besteht dabei darin, unsere aufgenommene Nahrung möglichst vollständig in ein harmonisches Verhältnis der vier »Kardinalsäfte«:[111] Sanguis, Cholera, Melancholera und Phlegma umzuwandeln. Je nach Veranlagung oder Lebenssituation gelingt dies mehr oder weniger gut. Ist die Verarbeitung behindert oder gestört, entsteht ein Ungleichgewicht, das dann das Gemüt beeinflußt und die Widerstandskraft gegen Krankheiten vermindert.

Diese »erste Kochung« im Magen drückt sich auch in der Psychosomatik des Magens aus. Was der Magen geschluckt hat, muß den Verdauungstrakt passieren. Wenn allerdings die Chemie nicht stimmt, kann der Magen alles Unpassende wieder auswerfen. Bevor dies geschieht, erhöht der Magen aber erst einmal seine Säureproduktion. Vielleicht kann ja die betreffende körperliche oder geistige Nahrung doch noch unschädlich gemacht werden.

Unsere Organsprache[112] sagt dies genauso deutlich: Wenn wir Unpassendes »in uns hineinfressen« oder »Kröten schlucken müssen«, rebelliert der Magen und wird »sauer«. So einen Zustand empfinden wir dann »zum Kotzen«. Wenn wir es aussprechen, läßt sich das, was uns »sauer macht«, regeln, ansonsten liegt es noch lange Zeit »schwer im Magen«. So hat der Magen bei der Bewältigung von Konflikten eine zentrale Funktion. Auseinandersetzungen sind dann sinnvoll, wenn sie dazu beitragen, Verhaltensweisen zu überdenken. Als persönlicher Angriff führen sie schnell zu Überreaktionen, dazu, daß wir »sauer« werden, oder aber die Reaktionslosigkeit macht einen zum »armen Schlucker«.

Beim Füllhorn, der Bauchspeicheldrüse, ist unsere Umgangssprache unzureichend. Dies liegt daran, daß ihre Organfunktionen bei uns bis ins vergangene Jahrhundert unbekannt waren. Daher nähern wir uns diesem Organ am besten über die Medizin:

Unscheinbar und unentbehrlich wäre die Kurzbeschreibung für dieses Organ, das nur etwa 70g wiegt. Mit ihren zwei Bedeutungen als Verdauungshilfe und Energie-

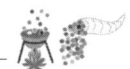

managerin ist die Bauchspeicheldrüse mit einer Wohngemeinschaft vergleichbar. Beide Funktionen wohnen in der gleichen Hülle, üben aber völlig verschiedene Berufe aus.[113]

Die eine Mieterin produziert täglich etwa zwei Liter eines aggressiven Verdauungssafts, der als starke Lauge den magensäuredurchsetzten Speisebrei neutralisiert und ihm gleichzeitig Enzyme zur Eiweiß-, Kohlenhydrat- und Fettverdauung zusetzt. Ist diese Funktion gestört, können diese Nahrungsbestandteile nur unzureichend verdaut werden.

Was die erste Mieterin dem Körper bereitstellt, wird von der zweiten verwaltet. Dazu produziert diese täglich etwa zwei Milligramm Insulin, das sie ins Blut abgibt, um den Zellen den Brennstoff Glucose verfügbar zu machen. Darüber hinaus spielt das Insulin eine wesentliche Rolle beim Energiemanagement des Organismus, da es neben dem Kohlenhydratstoffwechsel die Einlagerung und Freisetzung der Depotfette regelt.

Um die inneren Kräfte von Kessel und Füllhorn zu aktivieren, steht uns eine Übung zur Verfügung, die auch bei Magenbeschwerden und Unwohlsein erfolgreich wirkt.

Setzen Sie sich entspannt auf einen Stuhl oder legen Sie sich mit angestellten Beinen auf den Rücken und legen Sie Ihre Hände übereinander kurz unterhalb des Brustbeins – dort wo sich der Rippenbogen in der Mitte trifft.

Während Sie mit Ihren Händen auf diese Stelle drücken, ziehen Sie Ihre Schultern nach unten, atmen auf Ihre Hände hin und schließen Ihre Augen. Stellen Sie sich vor, hier befindet sich Ihr magischer Kessel, den Sie mit Ihrem Atem besingen.

Achten Sie dabei darauf, daß Sie lange Atemzüge machen und die Ausatmung betonen. Damit fachen Sie das Feuer unter Ihrem Kessel an.

Geben Sie nun über Ihr Füllhorn ein paar von Ihren stärksten Eigenschaften in den Kessel und spüren Sie, wie sich mit Ihrem Atem eine gewaltige positive Energie darin entwickelt. In diesen Sud dürfen Sie nun ein Problem werfen, das Sie bedrückt.

Lassen Sie mit Ihrem Atem erneut das Feuer auflodern und beobachten Sie, wie sich das Problem verändert.

Dann bedanken Sie sich bei Ihrem Kessel der Problemlösung und kehren mit dem Öffnen der Augen in die Gegenwart zurück.

Zur Ergänzung können Sie diese Reflexzonen des Magens und der Bauchspeicheldrüse an den Händen und an den Füßen mit einem Edelsteingriffel aus Amethyst, Dumortierit oder Magnesit sanft durchmassieren.

LUNGE
Der Drache – Atem des Lebens

Ist es nicht eigenartig, daß Drachen in ganz Asien höchste Wertschätzung erfahren und bei uns getötet werden müssen. Georg, Michael oder Siegfried – sie alle bezwingen ihren Drachen. Allerdings muß man zugeben: Unsere Drachen sind im Gegensatz zu ihren chinesischen Vertretern beileibe keine angenehmen Zeitgenossen. Sind die asiatischen Drachen meist Boten von Glück und Stärke, so war das Streben der Drachen bei uns darauf gerichtet, Verwüstungen zu verursachen oder Schätze zu bewachen, die Unglück bringen.

Wenn wir die Augen offenhalten, finden wir auch bei uns positive Drachen. So sind uns aus England, Schweden und Litauen kleine Drachen als Firedrakes, Krats und Aitvaras bekannt, die Glück ins Haus bringen. Und wer kennt sie nicht, die Drachen, deren positiven Seiten wir in den modernen Märchen finden: Grisou, der lernen muß, mit seinem Feuer umzugehen, Tabaluga, der viele Abenteuer besteht, oder »Puff, the magic dragon«, dessen trauriger Rückzug mich auch noch als Erwachsener zu Tränen rührt. Alle diese Drachen haben unsere Kinderherzen erobert. Offensichtlich müssen sie etwas Tiefes in unserer Seele ansprechen.

Drachen symbolisieren Elementarkräfte. Sie leben in Höhlen oder Seen und speien Feuer. Würden wir die Geschichten anders lesen, könnten wir erkennen, daß die Drachentöter diese Elementarkräfte in sich selbst bezwingen müssen. Frauen haben eine andere Art als Männer, diesen Kräften zu begegnen. Dies zeigt uns die Hl. Martha von Bethanien,[114] die den Drachen mit ihrem Halsband fängt. Kinder wiederum begreifen diese Prinzipien in ihrer Seele. Daher können sie unvoreingenommen mit den Drachen spielen und lernen, mit diesen Kräften umzugehen.

Das Wasser zu besänftigen, steht in der Symbolsprache für die Beherrschung der Emotionen. Schon die Bibel benutzt dieses Gleichnis, als Jesus dem Sturm und den Wellen auf dem See Genezareth gebietet.[115] Bei der Erdhöhle sind es die Elemente Sicherheit und Geborgenheit, die damit angesprochen werden. Wird dieser Rückzugsort von einem Drachen beschützt, kann uns fast nichts mehr passieren. Dazu besitzen Drachen ihren Feuerhauch, der unheimlich und vernichtend, aber auch belebend und beseelend sein kann. Feuer ist eine mächtige Energie, die uns an Pfingsten mit dem Heiligen Geist in Form von Feuerzungen zur Verfügung steht, die aber auch großes Leid bringen können, wie Prometheus erfahren mußte, als er den Göttern das Feuer stahl, und der seither am Felsen schmachtet.

Was die Kraft eines Drachenhauchs bewirken kann, habe ich erlebt, als ich einmal bei einem Vortrag statt der dreißig Zuhörer, die ich erwartet hatte, plötzlich etwa hundert vorfand. Ich war sehr nervös, erinnerte mich aber zum Glück an ein Video mit Richard Bandler, einem der Begründer des NLP.[116] Er beschrieb darin sehr plastisch, wie er sich in einer ähnlichen Situation vorstellte, ein vier Tonnen schwerer Drache zu sein, die Menschenmenge fixierte und aus tiefstem Herzen heraus zu den Leuten still und innerlich herausbrüllte »And you're mine!« – »Und ihr gehört mir!« Nervös, wie ich war, atmete ich ein paar mal durch, hielt mich am Rednerpult fest, ließ mein Gewicht von 67 Kilo gedanklich auf zweieinhalb Tonnen anwachsen, atmete tief ein und sprühte mit meinen ersten Worten »Guten Abend« einen wohlwollenden Feuerstrahl über die Anwesenden. Der Abend wurde ein schöner Erfolg.

Leider kennen wir aus unserem sprachlichen Alltag auch eine andere Form des Drachen, nämlich den Hausdrachen. Meist wird dieses Attribut putzwütigen Frauen zugeordnet. Doch ich kann mich an eine Situation aus meiner Kindheit erinnern, in der ich beim Metzger erlebte, wie eine Frau unter allgemeinem Gelächter zur Verkäuferin sagte: »Bitte ein Pfund Drachenfutter für meinen Mann.«

Ob giftiges Gebrüll oder beseelende Feuerzungen – all diese Themen haben mit der Kommunikation und mit den Lungen zu tun. Bei den Hausdrachen ist es das Unverständnis für die tiefen Bedürfnisse. Die Männer verstehen in solchen Fällen zu wenig das Bedürfnis nach einer wohnlichen Höhle, die für Frauen ein großes elementares Anliegen ist, und andererseits können die Frauen oft nicht nachvollziehen, wie wichtig es für das Selbstwertgefühl eines Mannes ist, in feuriger Aktivität nach außen zu gehen.

Die Organsprache der Lunge und die Zuordnungen der chinesischen Medizin weisen uns Wege, die Drachenenergie in der Kommunikation besser zu verstehen.

Wir atmen die gleiche Luft wie alle um uns herum. Im Gegensatz zum Essen sind wir beim Luftholen nicht in der Lage, auszuwählen, was wir gerade aufnehmen. Damit stehen wir in dauerndem Kontakt mit unserer Umgebung. Paul Watzlawik hat den berühmten Spruch geprägt: »Man kann nicht nicht kommunizieren.« Wie immer wir uns auch äußern – selbst wenn wir uns nicht äußern – beeinflußt dies unsere Beziehung zu den anderen. Damit wurde unsere Lunge zum Sinnbild für den Austausch von Informationen. Dies gilt auch für die innere Kommunikation. So haben Atemtechniken wie Autogenes Training, Qi Gong, Yoga und viele Meditationen das Ziel, das Zusammenspiel der Organe untereinander zu fördern.

Austausch von Informationen ist auch das Thema der Lunge in der Akupunkturlehre.[117] Darin wirkt die Lunge wie ein Offizier, der Informationen entgegennimmt und sie als Befehle weitergibt. Energetische Fehlsteuerungen der Lunge wirken sich seelisch dahingehend aus, daß Menschen mit allzu großer Weichheit oder im Gegenteil mit Härte und Herbheit reagieren.

Beim Einatmen nehmen wir Energie auf, und im Ausatmen lösen wir uns wieder davon, um beim nächsten Atemzug wieder neu belebt zu werden. Wenn wir darauf vertrauen können, daß wir mit dem nächsten Atemzug das Leben wieder neu erfahren, verfügen wir über einen »langen Atem«. Wenn wir allerdings versuchen, diesen Lebensfluß zu kontrollieren, kann es geschehen, daß uns schnell »die Luft ausgeht« oder daß uns etwas »die Luft nimmt«. Diesen Gegebenheiten wird in allen meditativen Atemmethoden Rechnung getragen, deren Grundtechnik darin besteht, den Atem ohne bewußte Einflußnahme zuzulassen und ihn nur zu beobachten. Diese Techniken schaffen Vertrauen und Sicherheit. So können wir dann auch die intensiven Gefühle erleben, genießen und überstehen, die das Leben für uns bereithält.

Folgende kleine Übung wird Ihnen helfen, Ihre Drachenenergie zu aktivieren:

Setzen Sie sich entspannt auf einen Stuhl, legen Sie Ihre Hände auf den Nabel und atmen Sie mit geschlossenem Mund durch die Nase ein und aus. Wenn Sie richtig atmen, werden bei der Einatmung Ihre Hände von Ihrem Nabel leicht weggedrückt, und bei der Ausatmung sinken sie wieder zurück. Zusätzlich dürfen Sie beim Einatmen Ihre Zunge leicht an den Gaumen drücken und beim Ausatmen wieder lösen.

Beginnen Sie damit, sieben Mal in dieser Grundatmung ein- und auszuatmen. Nun füllen Sie Ihre Lungen tief und stoßen Ihren Atem mit aller Kraft durch die Nase aus, so als ob Sie wie ein Drache Ihr Feuer durch die Nase schnauben wollten. Nach dreimaligem Drachenatmen atmen Sie wieder sieben Mal in der Grundatmung, um dann erneut Ihren Drachen drei Mal schnauben zu lassen. Insgesamt wiederholen Sie diese Atemsequenzen sieben Mal. Danach dürfen Sie sich entspannt zurücklehnen und Ihre neuen Energien genießen.

Bringen Sie einmal täglich Ihren Drachen auf diese Weise zum Leben. Vielleicht kommt anfangs nur ein leichter, fast nicht spürbarer Hauch an. Mit jedem Mal wird es stärker werden, und mit etwas Übung werden Sie Ihre innere Drachenenergie richtiggehend anfachen. Sie werden erleben, daß Ihnen diese Energie in den unterschiedlichsten Situationen zur Seite steht. Dabei können Sie diese Übung noch mit einer bildhaften Vorstellung eines wohlwollenden Drachen unterstützen. Dies eignet sich besonders als mentale Vorbereitung für Auftritte oder Präsentationen. Dadurch gewinnen Sie an Souveränität.

Als Abschluß dürfen Sie Ihre Drachenzonen an den Händen und an den Füßen noch mit dem runden Ende eines Edelsteingriffels aus Chalcedon, Fluorit oder Tigerauge durchmassieren.

Der Engel – Die barmherzige Hilfe

Niedlich sind sie, unsere Engel. Als wohlerzogene Fledermäuse des Himmels helfen sie uns aus allen möglich Mißlagen, in die wir uns begeben haben. Dieses Engelbild bevölkert in Scharen die Literatur, die »Gelben Engel« des ADAC vermitteln uns eine sichere Autofahrt, der »Blaue Engel« zeugt für umweltfreundliche Produkte, und auch in der Werbung mangelt es nicht an Engeln. Sie alle verheißen uns Schutz, Geborgenheit, Hoffnung, Begleitung und nicht zuletzt ein sinnenfreudiges Lebensgefühl. Wer kann da widerstehen?

So lieblich waren die Engel jedoch nicht immer. Ein Cherubim, der mit flammendem Schwert das Paradies bewacht,[118] hat unmißverständliche Anweisungen, und der Engel der Verkündigung, der bei der Geburt Jesu den Hirten zuruft: »Fürchtet euch nicht«, hatte wahrscheinlich durch sein Aussehen allen Grund dazu gegeben, auch wenn er gleich anfügt »denn ich verkünde euch ein große Freude«.[119]

Engel sind mächtig. Die Namen sprechen für sich:[120] Michael ist wie ein Schlachtruf, der herausfordert: »Wer ist wie Gott?«, Raphael steht für »Gott heilt«, Gabriel heißt »Gottes Kraft« und Uriel »Gottes Licht«. Diese Qualitäten haben bereits viele Menschen erfahren, denen ein Engel in brenzligen Situationen zu Seite stand. Meist sind es Grenzerfahrungen, wie tiefe Verzweiflung, Nahtoderlebnisse oder Scheidepunkte im Leben, in denen wir für die Wahrnehmung der Engel empfänglich werden, aber auch in Momenten unbändiger Freude, in Dankgebeten oder in meditativen Zuständen können wir erleben, daß Engel an unserem Leben teilhaben. »Engel sind Liebende. Sie wachen über den Liebenden und sorgen dafür, daß die Liebe mehr ist als eine rein körperliche Betätigung«.[121] Damit sind Engel die direkten Begleiter im entrückten Zustand des Orgasmus.

Engel zu beschreiben ist schwierig, da sie so vielfältig sind. »Nach dem heiligen Augustinus ist ›Engel‹ eine Bezeichnung für eine Aufgabe, nicht für ein Wesen.«[122] Spätere Kirchengelehrte wie Dionysios Areopagita haben die Bibel systematisch nach den Engeln durchforstet und ihnen in einer strengen Hierarchie Verwaltungsfunktionen im Weltall zugedacht. Ganz oben stehen die Seraphime, Cherubime und Throne, gefolgt von den Heerscharen, Mächten und Gewalten. Eine Stufe tiefer befinden sich die Fürstentümer und Erzengel – und schließlich, dem Menschen am nächsten, sind die Schutzengel angesiedelt. Dieses Bild der Engel war über Jahrhunderte hinweg die bestimmende Ansicht. In der Aufklärung wurden Engel zu »metaphysischen Fledermäusen« degradiert und Carl August Hase sagte 1869 dazu: »…außer diesen Gartenzwergen im himmlischen Hofgarten bleibt für diese aufgeklärten Theologen der Neuzeit nicht mehr viel übrig.«[123] Dies hat die Menschen in der Biedermeierzeit aber nicht daran gehindert, kitschig schöne Bilder von Schutzengeln in die Kinderzimmer zu hängen.

Inzwischen hat sich das Bild wieder gewandelt. Der Glaube an den Schutzengel ist in allen Bevölkerungsschichten verbreitet, und die Sehnsucht nach einem sinnerfüllten Leben beinhaltet auch, daß mehr und mehr Menschen anerkennen, daß es etwas gibt, das sich außerhalb unserer direkten Wahrnehmung befindet. Die schönste Erklärung für die Engel habe ich bei Uwe Wolff gelesen: »Mit einem Flügel berühren sie den Himmel, mit dem anderen streifen sie unsere Seele. Engel sind der Himmel auf Erden und Balsam für die Seele.«[124]

Kinder und Künstler haben einen besonderen »Draht« zu ihren Engeln. Kinder erleben sie oft als sehr reale Spielkameraden, und nicht wenige Künstler haben lebensprägende Erfahrungen mit Engeln gemacht. Romano Guardini meint allerdings dazu: »Wir wollen die Lehre von den Engeln nicht den Sentimentalen und Ästheten überlassen. Sie sind dem Glaubenden gegeben, er soll sie zum Leben brauchen.«[125]

Die Botschaft eines Engels beinhaltet immer eine klare Erfahrung. Dadurch erhalten wir in schwierigen Situationen die Kraft, beherzt die notwendigen Schritte zu tun, die wir uns sonst nie zutrauen würden. So haben Engelsbegegnungen in der Regel eine Lebensveränderung zur Folge. Wen die Neugier packt, Engel direkt erleben zu wollen, sollte darauf gefaßt sein, keine esoterische Kinovorstellung zu bekommen, sondern, daß dies Konsequenzen hat. Diese sind allerdings immer positiv, auch wenn sie manchmal überhaupt nicht in das Konzept passen, das wir uns zurechtgelegt haben. Ein Beispiel dafür wäre die biblische Geschichte des Propheten Bileam,[126] der die Israeliten verfluchen soll. Als er sich gegen den Willen Gottes doch auf den Weg macht, stellt sich ihm ein Engel mit einem gezückten Schwert in den Weg. Am Ende segnete er gar das Volk, dem er mit seinem Spruch Schaden antun sollte.

Die positiven Engelsbegegnungen können wir in den Momenten erleben, wenn wir Verliebte sehen, oder noch besser, wenn wir uns selbst in diesem Zustand befinden. Ungeachtet der musikalischen Richtung hat der Großteil der Hits die Liebe zum Thema. Sie ist eben ein Phänomen, das Pubertierende genauso wie 80-jährige anspricht und vielen auf ihrem Lebensweg eine Neuorientierung gegeben hat. Dabei dürfen wir annehmen, daß Engel die Unterstützung liefern und uns mit dem Mut versehen, der uns befähigt, uns auf das Wagnis einer tiefen Begegnung einzulassen.

C. G. Jung, der mit Engeln sehr vertraut war, sagte dazu, daß Engel »spirituelle Führungskräfte der Seele«[127] wären. Als solche können sie einen unpassenden Lebensweg erschüttern und werden dabei gleichzeitig immer eine heilende Wirkung auf den Menschen ausüben. Wenn Musiker, Maler und andere Künstler einen intensiveren Bezug zu Engeln haben, liegt dies mit Sicherheit daran, daß diese Menschen häufig ein besonders hohes Maß an Inspiration besitzen. Dazu weisen sie meist sehr ungewöhnliche Lebenswege auf, die von vielen materiellen und spirituellen Krisen gezeichnet sind. Diese Kombination öffnet einen zwangsläufig für übersinnliche Impulse. Marc Chagall hatte zum Beispiel in seiner ärmsten Zeit in St. Petersburg eine Engelvision, der er gefolgt ist. Er wurde einer der bedeutendsten Maler des 20. Jahrhunderts. Und Paul Gauguin konnte sich erst nach der inneren Auseinandersetzung mit einem Engel, den er malte, zu der Entscheidung durchringen, sich von seiner Familie zu trennen und nach Tahiti zu gehen. Beide haben durch ihre Engelsbegegnungen ihre Bestimmung im Leben gefunden.

Meistens verrichten Engel ihre Unterstützungsarbeit jedoch unauffällig, ohne sich bemerkbar zu machen. »Im Engel wirkt Gott hinein in unseren Alltag«,[128] sagt Pater Anselm Grün, und: »Der Ort, an dem Engel erfahren werden können, ist das menschliche Herz.« Ob es der Parkplatz ist, zu dem sie uns verhelfen, ob sie uns bei der Suche nach einer neuen Arbeit beistehen oder ob uns Engel den Mut zum ersten Kuß geben; wir werden ihres Mitwirkens meist nicht gewahr. Wesentlich für die Unterstützung durch Engel sind unsere lauteren Absichten und daß wir mit ganzem Herzen dabei sind. »Engel sind Trainer im Spiel des Lebens.«[129] Wir alle wissen, wenn wir nur halbherzig bei einem Fußball- oder Tennisspiel dabei sind, macht es keinen Spaß. Dann fehlt die Freude. Warum also sollte ein Engel seine Trainingszeiten für uns investieren, wenn wir dieses Spiel eh nur vor dem Fernseher mit einem Bier in der Hand anschauen wollen. Wenn wir uns aber engagieren, wird uns unser Trainerengel begeistert beistehen und neue Spielzüge aufzeigen, wie wir das Leben meistern können. Das Zauberwort heißt voller Einsatz mit ganzem Herzen, denn selbst Worte werden schal, wenn sie nicht aus der Tiefe des Herzens gesprochen werden.[130]

Dem Herzen begegnen wir im Alltag in vielen Redewendungen. Wir können uns »ein Herz fassen« und »es kann vor Freude hüpfen«. Es kann aber auch »bis zum Halse schlagen«, »in die Hose rutschen«, »verrückt spielen«, »stolpern« oder sogar »brechen«.

Wenn wir das Herz so wahrnehmen, geht das Thema weit über die Funktion einer Blutpumpe hinaus. Dabei dürfen wir auch die Bedeutungen des Herzens in der chinesischen Akupunkturlehre[131] mit einbeziehen. Dort hat das Herz die Funktion eines Kaisers, der mittels Geist und Seele über die gesamten Lebensfunktionen wacht und das Bewußtsein wie auch die Einsicht vermittelt. Vor allem gehören dazu die Lust, die Begeisterung und die Freude mit ihrem Ausdruck im Lachen – auch über uns selbst.

Die folgende kleine Übung wird Ihnen helfen, Ihren Schutzengel für sich zu entdecken, der Ihnen als Trainer für die Freude am Leben zur Seite steht. Möglicherweise kommen dabei auch Gefühle zum Vorschein, wie wir sie empfinden, wenn wir von etwas tief berührt sind und unser Mitgefühl geweckt wird. Manchmal sind damit auch Tränen verbunden. Meistens sind dies Tränen der Freude und ein Ausdruck dafür, daß Sie mit Ihrem Herz tief verbunden sind. Geben Sie diesen Impulsen nach und lassen Sie die Empfindungen fließen. Wir sind es nicht mehr gewohnt, Tränen zuzulassen. Haben Sie den Mut vor sich selbst, diesen Impulsen Raum zu geben. Erfahrungsgemäß erwächst daraus ein großes Glücksgefühl, das durch diese Übung trägt und oft sogar alte Seelenwunden zu heilen vermag.

Legen Sie sich dazu entspannt auf den Rücken, schließen Sie die Augen und beginnen Sie, in Ihr Herz zu atmen. Dabei können Sie Ihre Herzzonen an den Händen ein paar Minuten mit einem Edelsteingriffel aus Rosenquarz, Amethyst oder Heliotrop weich durchmassieren. Wenn Sie bei Ihren Massagegriffen Ihrem Atemrhythmus folgen, werden Sie sehr bald eine angenehme Wärme und Entspannung spüren, die auch seelisch das Gefühl einer angeregten Ruhe mit sich bringt.

Nun legen Sie Ihre Hände mit dem Edelsteingriffel auf Ihr Herz und atmen ruhig weiter. Genießen Sie das Gefühl, das damit verbunden ist.

Stellen Sie sich nun vor, Sie lägen auf einer sonnigen Wiese und beobachteten den Himmel, in dem die Wolken ziehen. Lassen Sie sie vorbeiziehen und halten Sie nichts fest. Freuen Sie sich einfach über die Formen, die sich hier zeigen, und wie sie ihre Gestalt verändern.

Irgendwann werden Sie in einer dieser Wolken Ihren Engel erkennen. Haben Sie Geduld und lassen Sie sich Zeit bei der Betrachtung Ihrer Wolkenformationen. Ihr Gefühl wird Ihnen signalisieren, daß Ihr Engel da ist, um Sie zu unterstützen. Auch wenn es vielleicht etwas unklar ist, vertrauen Sie Ihrem Gefühl und lassen Sie diese Wahrnehmung in Ihr Herz. Vielleicht berührt Sie Ihr Engel mit einem Klang, einem Bild oder sogar mit einem Duft. Genießen Sie alle Qualitäten, die Ihr Engel mit sich bringt.

Während Sie Ihren Engel weiterhin schauen, dürfen Sie nachspüren, wo sich in Ihrem Körper eine angenehme Empfindung einstellt. Achten Sie dabei auf die schönen Gefühle, wo sich etwas wohlig anfühlt. Atmen Sie mit ein paar tiefen Atemzügen dort hin und berühren Sie die Stelle mit Ihrer Hand oder Ihrem Edelsteingriffel.

Denken Sie nun an ein Thema, das Sie beschäftigt, an eines, das im Augenblick Ihre größte Aufmerksamkeit erfordert. Dabei werden Sie bemerken, daß sich Ihre Engelwolke nach und nach im blauen Himmel auflöst und den seelischen Druck mitnimmt. Bedanken Sie sich bei Ihrem Engel und öffnen Sie mit neuer Zuversicht wieder die Augen.

Zum Abschluß dieser Übung können Sie, von den Reflexzonen des Herzens an den Händen ausgehend, noch beide Hände mit Ihrem Edelsteingriffel weich durchmassieren.

Lassen Sie sich überraschen, welche Wandlungen Ihr Thema in den nächsten Tagen erfährt. Meist sind es Zufälle und Wendungen, mit denen wir nie gerechnet hätten, die uns unser Engel beschert.

Der Wächter – Hüter der Schwelle

Krösus, einer der mächtigsten Herrscher der Antike, fragte einst das Orakel von Delphi nach seinem Kriegsglück. Als ihm das Orakel beschied: »Wenn du den Halys überschreitest, wirst du ein großes Reich zerstören,« griff er der Weissagung folgend das benachbarte Persien an und wurde vernichtend geschlagen. Das zerstörte Reich war sein eigenes. Offensichtlich war Alexander der Große mit seinem persischen Hüter der Schwelle wachsam und stark genug, die Übertretung abzuwehren.

Seit der Mensch Eigentum besitzt, ist sein Bestreben darauf gerichtet, dieses zu schützen. Die Schwellenwächter können dabei unterschiedlichste Gestalten annehmen. Neben der Palastwache in Herrscherhäusern, Wachhunden auf Bauerhöfen und den diversen Sicherungssystemen für unsere Wohnungen gibt es im westafrikanischen Benin mentale Schutzeinrichtungen, die Unbefugten den Eintritt verwehren. Dazu werden Wächterfiguren mit Voodookräften aufgeladen, die mit ihrer Präsenz dafür sorgen, daß das Haus mit seinen Bewohnern geschützt ist. Überschreitet dennoch jemand unerlaubt diese Schwelle, so droht dem Eindringling Ungemach in Form von unglücklichen Fügungen, und bei gestohlenen Dingen sorgt die Wächterkraft dafür, daß der Dieb Schaden nimmt und garantiert kein Glück mit seiner Beute hat. So kann es sein, daß sein Auto kaputtgeht, ein Skorpion ihn sticht oder daß er gesundheitliche Probleme bekommt. Zudem kann so ein Dieb aufgespürt werden, wie das Erlebnis belegt, das mir ein guter Freund erzählte, der Mitte der 80er Jahre in Kamerun eine Fabrik verwaltete.

Als in seiner Fabrik zunehmend Material gestohlen wurde und die üblichen Ermittlungen, den Dieb unter den Mitarbeitern zu fassen, ohne Erfolg blieben, entschloß er sich zu einem ungewöhnlichen Schritt. Er engagierte einen der einheimischen Schamanen, die dort den Ehrentitel Marabu tragen. Dieser ließ alle Angestellten vom Manager bis zur Putzfrau sich in einer Reihe aufstellen und ging nach einer Beschwörungszeremonie von einer Person zur nächsten. Dabei hielt er einen kleinen Eisenstab in der Hand, den der Dieb bei einem seiner Raubzüge zurückgelassen hatte. Diesen Stab sollte nun jeder einfach nur kurz in die Hand nehmen. Alle Beteiligten waren sehr unruhig, denn alle wußten, wie mächtig ein Schamane war, und jeder hatte schon einmal ein paar kleine Läßlichkeiten in der persönlichen Vergangenheit begangen und das eine oder andere Teil für den persönlichen Gebrauch aus der Firma mitgenommen. Daher faßten alle den Stab sehr zögerlich an und ließen ihn auch so schnell wie möglich wieder los. Plötzlich gellte ein Schrei durch die Versammlung. Einer der Mitarbeiter konnte seinen Griff nicht mehr von dem Stab lösen. Die Hand schien wie festgeklebt, und ihr Besitzer sank zu Boden. Ob dieser dramatischen Überführung war der Dieb sofort geständig und wurde unter lautem Gejohle aus dem Dorf gejagt. Anschließend stellte der Marabu eine Fetischfigur im Eingangsbereich der Fabrik auf. Im Gegensatz zu vielen anderen Firmen hatte diese Fabrik danach keine Probleme mehr mit Verlusten aus dem Warenbestand.

Auch in unserer Kultur finden wir Beispiele von magischem Schwellenschutz, wie ein Auszug aus Goethes' Faust zeigt:[132]

MEPHISTOPHELES:
   Gesteh ich's nur! daß ich hinausspaziere,
   Verbietet mir ein kleines Hindernis,
   Der Drudenfuß auf Eurer Schwelle
FAUST:
   Das Pentagramma macht dir Pein?
   Ei sage mir, du Sohn der Hölle,
   Wenn das dich bannt, wie kamst du denn herein?
   Wie ward ein solcher Geist betrogen?
MEPHISTOPHELES:
   Beschaut es recht! Es ist nicht gut gezogen:
   Der eine Winkel, der nach außen zu,
   Ist, wie du siehst, ein wenig offen.

Schwellen haben wahrlich etwas Magisches an sich. Sie bilden die Grenze zu etwas Neuem, vor dem wir Furcht verspüren und das uns gleichzeitig lockt. Die Furcht vor dem Unbekannten, das uns jeden Augenblick die Existenz rauben kann, läßt uns zögern, und die Versuchung, etwas Neues zu entdecken, bildet seit jeher die Form von Herausforderung, die den Menschen in Aufbruchstimmung versetzt. Wenn ein

Mann bei der Hochzeit die Frau über seine Schwelle trägt, ist dies ein Symbol dafür, daß er sie in sein Leben einlädt. Diese Handlung bedeutet für beide einen großen Schritt, der die Süße der Zweisamkeit beinhaltet, der aber genauso in der Bitterkeit der gegenseitigen Entfremdung enden kann.

Schwellen stehen im Materiellen wie im Seelischen an Übergängen auf dem Lebensweg und werden von mächtigen Schwellenhütern bewacht, die in den Mythen und Märchen aller Völker beschrieben sind. Die Völkerkundler haben besonders die Aufnahmerituale ins Erwachsenenalter untersucht, denn hier findet eine der intensivsten Veränderungen der Persönlichkeit statt. Doch nicht nur die Stammeskulturen kennen diese Schwellen. Bei uns heißen die Markierungen auf dem Lebensweg Einschulung, Firmung, Konfirmation und Volljährigkeit.

Vor allen diesen Schwellen stehen die Hüter, die uns den Eintritt verwehren. In Form von inneren Konflikten und Unsicherheiten sorgen sie dafür, daß wir diese neue Welt nicht leichtfertig betreten. Natürlich gibt es genügend Kundige, die uns darüber berichten. Doch solange wir dieses Terrain nicht selbst betreten haben, bleiben alle Geschichten darüber nur fantastische Märchen.

Erst mit dem Überschreiten der Schwelle ist es uns möglich, unsere eigenen Erfahrungen zu machen. Ein Beispiel dafür ist die Geschlechtsreife. Trotz der vielen barbusigen Frauen auf den Zeitschriften am Kiosk und den eindrucksvollen Liebesszenen in den Filmen, können wir als Kinder nichts mit der Sexualität anfangen. Erst mit dem einsetzenden Stimmbruch bei den Jungen, der Veränderung der Formen bei der Frau und dem Wachsen der Schambehaarung bei beiden Geschlechtern nähern wir uns der Schwelle, die wir als Pubertät bezeichnen. Die neue Lebenswelt der Liebe und Sexualität erscheint betörend und ist beladen mit Wünschen, Illusionen, Befürchtungen und Vorstellungen. Darüber hinaus wird diese Zeit von einem Dauergewitter an Gefühlen begleitet, das am heftigsten immer dann tobt, wenn wir mit den Vertreterinnen oder Vertretern des anderen Geschlechts zusammenkommen. In dieser Zeit des Umbruchs wachen überall die Schwellenhüter und verwehren uns den Eintritt in die Erlebniswelt, die uns dahinter erwartet. Mut und Reife sind die magischen Werkzeuge, um die Schwelle zu überwinden, und im Grunde ist es unser Gefühl der Unzulänglichkeit, das uns daran hindert, die Schwelle zu überschreiten.

Ein Patient drückte es in einer Coaching-Sitzung, als es darum ging, einer Frau, zu der er sich hingezogen fühlte, seine Liebe zu offenbaren, so aus: »Wie wird sie reagieren, wenn ich ihr meine Liebe gestehe, wenn ich ihr sage, daß ich sie mag, daß ich sie begehre? Wird sie mich auslachen, mich abweisen, mich in den Arm nehmen, mich küssen?«

Wir alle kennen unsere Ängste und Nöte in solchen Situationen. Wie gerne würden wir unsere inneren Wächter umgehen oder überlisten. Alle diese Versuche sorgen für unendliche Verwirrungen. Dies ist der Stoff, aus dem ein Großteil unserer Filme, Musikstücke und Romane gewoben ist. Haben wir schließlich die Schwelle überwunden und die Verstrickungen gelöst, stellen sich die Ungeheuer fast immer als harmlose Schoßhündchen heraus.

Im Gegensatz zu den traditionellen Stammesgesellschaften mit ihren Übergangsritualen und festen Rollenzuordnungen, müssen wir uns an unsere Schwellen selbst herantasten. Je näher wir ihnen dabei kommen, desto klarer wird es, daß ein Teil unserer gewohnten Persönlichkeit an dieser Schwelle sterben wird. Ob in der Sexualität, wo die Franzosen vom »petit mort«, vom »kleinen Tod« im Orgasmus, sprechen, ob beim Durchbruch bei einer Arbeit, die uns gelungen ist, oder bei anderen persönlichen Übergängen; nach all solchen Erfahrungen folgt eine Wiedergeburt in eine andere Welt. Haben wir die Schwelle überschritten, sind wir durch uns selbst hindurchgegangen, und alle Gründe, die uns vorher den Weg versperrt haben, werden durch die Erfahrung hinweggefegt. Nachträglich ist es uns meist völlig unverständlich, daß wir so lange gezögert haben.

Im Umfeld eines Übergangs bieten sich die verschiedensten Helfer an, um an den Wächtern vorbeizukommen. Darunter befinden sich verläßliche Gefährten und Fürsprecher. Aber mindestens genauso viele wollen ihren Gewinn aus unseren inneren Konflikten ziehen. Entsprechend achtsam sollten wir unsere Begleiter für unsere Schwellen-Erfahrungen wählen. Insbesondere, wenn als Preis, wie bei Goethes Faust, unsere Seele gefordert wird, wäre es wichtig, das Angebot ganz genau zu prüfen.

MEPHISTOPHELES:

Doch willst du, mit mir vereint,

Deine Schritte durchs Leben nehmen,

So will ich mich gern bequemen,
Dein zu sein, auf der Stelle.
Ich bin dein Geselle,
Und mach ich dir's recht,
Bin ich dein Diener, bin dein Knecht!
FAUST:
Und was soll ich dagegen dir erfüllen?
MEPHISTOPHELES:
Dazu hast du noch eine lange Frist.
FAUST:
Nein, nein! Der Teufel ist ein Egoist
Und tut nicht leicht um Gottes willen,
Was einem andern nützlich ist.
Sprich die Bedingung deutlich aus;
Ein solcher Diener bringt Gefahr ins Haus.
MEPHISTOPHELES:
Ich will mich hier zu deinem Dienst verbinden,
Auf deinen Wink nicht rasten und nicht ruhn;
Wenn wir uns drüben wiederfinden,
So sollst du mir das gleiche tun.

Ist der Pakt einmal geschlossen, so ist es, wie die Geschichte von Faust zeigt, eine höchst beschwerliche Angelegenheit, den eigenen Weg wiederzufinden. In unserer modernen Zeit sind es vor allem Beziehungs- und Geschäftspartner, die wir einer genauen Prüfung unterziehen sollten.

Der Schwellenwächter ist ein Archetyp, eine Uridee des Menschen und nimmt als solche zu allen Zeiten eine geeignete Gestalt an. Die wesentliche Wächterfunktion besteht in der Auswahl und der Kontrolle. Dies beginnt beim Türsteher in der Disco und setzt sich über die Verfassungshüter bis in unseren Organismus fort. Im Körper übernimmt diese Wächterfunktion die Milz.

Dieses etwa 150 g schwere Organ im linken Oberbauch wird in der Medizin viel zu oft vernachlässigt. Die Milz hat eine Fülle von Funktionen, die noch nicht alle geklärt sind. Sie kann kleine Blutgerinnsel erkennen und abbauen, sie speichert Blutplättchen und weiße Blutkörperchen, sie kann Blut bilden, und sie kontrolliert die Aktivität des Knochenmarks. Vor allem aber kontrolliert die Milz die Blutkörperchen auf ihre Funktionstüchtigkeit und sortiert überalterte Bestandteile aus.[133] Die roten Blutkörperchen müssen sich dazu durch eine enge Passage zwängen. Hier werden sie auf ihre Elastizität geprüft, denn nur wenn sie elastisch genug sind, können sie durch die engen Blutgefäße der Endstrombahn schlüpfen und so auch die entferntesten Winkel unseres Organismus mit Sauerstoff versorgen. Bei einer Lebensdauer von etwa 40 Tagen werden sie irgendwann spröde und büßen ihre Transportfähigkeiten für unser Lebenselixier, den Sauerstoff, ein. Wenn sie den Test nicht bestehen, werden sie von der Milz aussortiert, zerlegt und die Bestandteile dem körpereigenen Recycling zugeführt.

Darüber hinaus birgt die Milz ein Trainingslager für unser Immunsystem. Hier werden einige der Eliteeinheiten unserer Immunabwehr auf ihre Aufgaben vorbereitet. Dazu erhalten die B- und T-Lymphozyten in der Milz ihre Ausprägung, damit sie sich zu sogenannten Gedächtnis-, Effektor- und Plasmazellen entwickeln können. Diese Spezialeinheiten sorgen für die Abwehr von Viren und steuern viele Immunfunktionen.

Daß wir so wenig mit der Milz anfangen können, ist verständlich. Zum einen meldet sie sich fast nur bei Virenangriffen auf unseren Organismus und zum anderen gibt es bislang kein nachhaltiges Konzept, dieses Organ zu stärken.

Doch fast unbemerkt von der Öffentlichkeit hat sich mit der Psycho-Neuro-Immunologie[134] ein Unterstützungstor für die Milz geöffnet. Hinter diesem Unwort verbergen sich Methoden, von denen die meisten von uns schon einmal etwas gehört haben: Clowns in Krankenhäusern, Lachen als Immunstärkung, positive Lebenseinstellung, Musik, Meditationen, Gebete und Phantasiereisen. Lange Zeit waren diese Ansätze vorwiegend in den Religionen und in der Esoterik angesiedelt. Dadurch konnte sich kein Wissenschaftler, der ernstgenommen werden wollte, mit solchen Methoden auseinandersetzen. Die Wende kam in den 80er Jahren. Wenn seither in Kinderkrebsstationen von angesehenen Kliniken solche Methoden eingesetzt werden, zeugt dies davon, daß dieser Ansatz langsam eine andere Bedeutung erlangt hat. Damit wird in der Psychiatrie sogar die Entstehung von Depressionen untersucht.[135]

Das Immunsystem, das uns das Überleben auf diesem Planeten sicherstellt, ist eine psychosomatische Schnittstelle, und die Milz hat darin die Funktion der Wächterin. Was gehört zu mir? Was muß ich schützen und was muß ich abwehren? Dies sind die Fragen, die unsere Schwellenhüterin der Gesundheit 24 Stunden am Tag für uns beantwortet.

Ich möchte Sie einladen, Ihre psychosomatische Wächterin mit folgender Übung zu stärken. Dann wird sie ihre Aufgabe mit noch mehr Freude erfüllen können und sich mit einem zunehmend stabilerem Abwehrsystem bedanken. Vor allem gewinnen wir an Lebensfreude, die uns bei allen Herausforderungen zeigt, wie wir Schwellen leichter überwinden können.

Schließen Sie Ihre Augen und stellen Sie sich vor, Sie gehen als weißes Blutkörperchen auf Patroullienfahrt durch Ihren Körper. Beginnen Sie Ihre Reise am besten dort, wo sich die Milz befindet. Legen Sie dazu Ihre rechte Hand auf Ihre linke Rippenseite, so daß Sie mit Ihrem Kleinfinger Ihren unterste Rippe fühlen. Wenn Sie dort die Wärme Ihrer Hand spüren, gehen Sie mit einem tiefen Atemzug in Ihre Milz.

Von hier aus lassen Sie sich mit dem Blutstrom in einen Bereich bringen, der Ihre Unterstützung benötigt. Sie brauchen nicht zu wissen, wo dies ist. Ihr Körpergefühl wird Sie sicher dorthin geleiten. Sehen Sie sich im Geiste um und sehen Sie nach, was die Region benötigt.

Sorgen Sie nun mit weiteren Hilfstrupps dafür, daß dieses Gebiet alles bekommt, was es benötigt. Dann dürfen Sie sich wieder über den Blutstrom in die Milz bringen lassen, wo Sie Ihre Reise wieder beenden. Danken Sie Ihrem Abwehr- und Reparaturorgan mit einem tiefen Atemzug und öffnen Sie wieder frisch die Augen.

Diese Übung von etwa zwei bis fünf Minuten Dauer dürfen Sie mehrmals täglich wiederholen. Beobachten Sie, was sich in den folgenden Tagen mit dem Bereich, dem Sie Ihre Unterstützung geben, verändert.

Zur Ergänzung können Sie die Reflexzonen der Milz an Händen und Füßen mit einem Edelsteingriffel aus Achat, Serpentin, Heliotrop oder Schörl (schwarzer Turmalin) sanft durchmassieren.

Das Netz – Einverleiben und Durchschleusen

Nicht wenige beginnen bereits beim Gedanken an Spinnen zu schwitzen. Arachnophobie heißt diese Panik in der Fachsprache. Dabei war Arachne eine Frau, die Mitgefühl und Achtung verdient. Ihre alte griechische Geschichte[136] zeigt, wie sie Opfer einer menschlichen Schwäche wurde:

Arachne war weithin für ihre Webkunst bekannt, die sie von der Göttin Athene persönlich gelernt hatte. Eines Tages wob sie einen vollkommenen Teppich, auf dem sie die Liebesabenteuer der Götter im Olymp abbildete. Als sie damit fertig war, rühmte sie sich, eine größere Kunstfertigkeit als ihre göttliche Lehrmeisterin zu besitzen. Sogleich prüfte Athene das Werk, und als sie tatsächlich kein Makel fand, zerriß sie voller Zorn Arachnes Werk. Tief gekränkt und zu Tode verzweifelt floh Arachne und wollte sich erhängen. Aber Athene verwandelte sie im letzten Augenblick in eine Spinne. Seither webt sie in dieser Gestalt an ihrem eigenen Faden hängend ihre Kunstwerke.

Was die Nachfahren Arachnes zustandebringen, kann sich sehen lassen. Die Seide der Spinnen ist fünfmal so stabil wie Stahl und dehnbarer als Nylon.[137] Verständlich, daß die Wissenschaftler schon seit langem das Geheimnis dieses Materials ergründen wollen. Jedoch erst vor kurzem gelang es, solche Fäden auf biotechnischem Weg herzustellen.

Die Kunstwerke, die von den Radnetzspinnen hergestellt werden, sind perfekte Fallen für ihre Opfer. 20 - 60 Meter Seidenfaden sind radförmig so verarbeitet, daß sie eine Biene in vollem Flug mit etwa 30 km/h abfangen können. Das gesamte Netz hängt dabei an einem einzigen Faden, der von der Spinne zwischen zwei Punkten gespannt wird. Zwei weitere Fäden ergänzen diese Fadenbrücke zu einem Y. Nach dem nächsten Schritt, dem Spinnen der Speichen, fertigt die Spinne eine Nabe in der Mitte des Netzes. Von hier aus zieht sie dann die Spirale nach außen zum Rand hin, und zum Schluß wird die klebrige Fangspirale eingezogen. Nun wartet die Spinne am Rande und registriert jede Regung in ihrem Netz.

Mag sein, daß die zappelnden Insekten in einem Spinnennetz den Menschen schon immer an die eigenen Verstrickungen im Leben erinnert haben; zumindest finden wir in allen Kulturen mythologische Frauengestalten, die für das Spinnen des Lebensfadens verantwortlich waren. Bei den Griechen waren es die Moiren:[138] Klotho nimmt den Faden auf, Lachesis bemißt seine Länge und Athropos schneidet ihn ab. Die germanischen Vertreterinnen dafür waren die Nornen Urd, Werdandi und Skuld, die Vergangenheit, Gegenwart und Zukunft bestimmten.[139] Eine grausige Variante des Webens von Schicksalen bieten uns die Walküren in der Edda:[140] Deren Webstuhl ist aus Speeren gefertigt, die Webgewichte sind Schädel der gefallenen Krieger und die Schicksalsfäden sind ihre Därme.

In allen Kulturen waren die Weberinnen des Schicksals dort verborgen, wo der Mensch keinen Zugriff hat. Dennoch besitzen wir die Freiheit, mit unseren Entscheidungen in die Webmuster hineinzuwirken: Wir können Gelegenheiten beim Schopf packen oder Herausforderungen bewußt vorbeiziehen lassen. Letztendlich geht es dabei immer um die Frage:»Was gehört zu mir und meinem Lebensweg – und was nicht.« Gehen wir auf die Suche nach einem Organ, das dieses Prinzip in uns verkörpert, werden wir sehr schnell bei unserem Darm fündig.

Doch sehen wir uns zuvor noch einmal unsere Spinne an. Wird ein Blatt vom Wind in das Netz getrieben, krabbelt sie an die Stelle und löst es. Verfängt sich jedoch eine Fliege in ihrem Netz, stürzt sich die Spinne sofort auf ihr Opfer, das sich mit jeder Zappelbewegung immer stärker in die Fäden verstrickt. Mit einem gezielten Biß wird das Opfer gelähmt und fein säuberlich in einen Seidenkokon eingesponnen. Nun sorgt das Gift dafür, daß die Fliege mundgerecht vorverdaut wird. Ist das Mahl beendet, wird der leere Kokon mit den unverdaulichen Resten aus dem Netz entfernt.

Vergleichen wir die Funktionen unseres Darmes mit Arachnes Künsten, erleben wir dieses Einverleiben und Durchschleusen auf drei Ebenen. Rein körperlich wird unsere Nahrung im Dünndarm aufgenommen und der Rest über den Dickdarm entleert. Verborgen hinter der Schleimhaut sitzt das Hauptquartier unseres Immunsystems und entscheidet, was zu uns paßt und was als fremd abgewiesen werden soll. Schließlich befindet sich im Bauch noch unsere beste Instanz für Entscheidungen, die uns das richtige Gefühl vermittelt, wo etwas stimmig ist und wovon wir besser die Finger lassen sollten, das »Bauchgefühl«.

Am deutlichsten kommen die Spinneneigenschaften bei unserem Immunsystem zum Ausdruck. Bereits Ende des 19. Jahrhunderts hat F. X. Mayr gesagt: »Der Tod sitzt im Darm.« Wir dürfen ergänzen: »Das Leben auch!« Diese Erkenntnis konnte inzwischen von der medizinischen Grundlagenforschung bestätigt werden. Seit etwa 1980 zieht das GALT,[141] das darmumgebende lymphatische Gewebe, die wissenschaftliche Aufmerksamkeit auf sich. Hier sind etwa die Hälfte aller unserer lymphatischen Abwehrsysteme stationiert, von hier aus werden die Feldzüge gegen Bakterien und Viren gesteuert, und über dieses System läuft die gesamte »Freund-Feind«-Erkennung unseres Körpers. Kein Wunder also, daß viele Probleme mit Allergien über den Darm behandelt werden können. Ohne diese großartige Abwehrkompetenz würden wir innerhalb kürzester Zeit einer Infektion zum Opfer fallen. So aber lauert das Immunsystem wie eine Spinne auf ihre Beute und entfernt sehr zuverlässig alles, was uns gefährlich werden könnte. Daher dürfen wir unserer inneren »Verdauungs- und Abwehrspinne« durchaus mehr Respekt zollen.

Wir sollten uns immer vor Augen halten, daß unser gesamter Verdauungsschlauch vom Mund bis zum After eine Länge hat, die etwa dem Viereinhalbfachen der Körpergröße entspricht und eine innere Oberfläche von der Größe eines Fußballfeldes aufweist.

Doch auch die seelischen Aspekte unseres Darmsystems können sich sehen lassen. Bei all den vielen Verstrickungen, in die wir in unserem Leben eingewoben sind, stehen wir tagtäglich vor Entscheidungen, bei denen wir nie so richtig sicher sein können, ob sie auch wirklich stimmen. Am vernünftigsten wäre es, so denken wir gerne, dem Verstand und seinen Abwägungen zu folgen. Meist steht uns aber eine bessere Alternative zur Verfügung: Die Entscheidung aus dem Bauch heraus.

Wenn eine Entscheidung ansteht, haben wir in der Regel die Wahl zwischen zwei oder drei Möglichkeiten. Vorausgesetzt, wir haben uns ausreichend über die verschiedenen Varianten informiert, ist der beste Ratgeber der Bauch in Verbindung mit dem Herzen. Die Hintergründe lassen sich im vegetativen Nervensystem finden, das im Bauchraum ein gewaltiges Netz bildet und die gesamten Eingeweidefunktionen steuert. Man kann hier durchaus von einem »zweiten Gehirn« sprechen.

Dieses Nervensystem folgt den entwicklungsgeschichtlich uralten Grundprinzipien »Hin zu« und »Weg von« – Hin zu Nahrung, Lust und Wohlergehen – und weg von

Gefahr und Bedrohung. Die wissende Spinne in diesem Netz ist unsere Intuition, das Bauchgefühl. Vor allem, wenn es um grundlegende Entscheidungen geht, gibt es keine Instanz, die uns besser sagen könnte, was in Zukunft Teil unseres Lebens werden soll und was wir besser lassen sollten. Natürlich funktioniert dies am besten, wenn es von unseren Herzensimpulsen gesteuert wird.

Dies wird auch in der Organsprache deutlich.[142] Wenn es »im Bauch wühlt« und wir etwas nicht »verdauen können«, sitzt es fest, was dazu führt, daß die Gefühle im Darm gepanzert werden. Gerda Boyesen hat gezeigt, daß diese seelischen Verdauungsfunktionen mit ihrer biodynamischen Massage gelöst werden können. Die Therapeutin legt dabei ein Mikrofon auf den Bauch. Sobald der Darm grummelt, beginnt auch die Verarbeitung der seelischen Blockaden. Werden diese seelischen Spannungen gelöst, kommt mit dieser Befreiung ein schönes Gefühl von innerer Stimmigkeit zum Tragen. Geht es beim Dünndarm darum, aus der körperlichen und geistigen Nahrung das Sinnvolle für uns herauszuholen, sorgt der Dickdarm dafür, daß wir die Reste wieder loswerden. Wenn wir hingegen an Themen festhalten, denen der Dünndarm bereits die nährenden Inhalte entnommen hat, bekommen wir Probleme. Dann »halten wir uns zurück« und fühlen uns körperlich wie auch seelisch »verstopft«. Das Gegenteil davon ist der Durchfall, bei dem uns Nützliches verlorengeht. Dies sind die Situationen, in denen wir »Schiß haben«. Die Sprache des Dickdarms besagt dabei, daß wir alles durchlassen, leider auch das, was wir dringend benötigen.

Der Darm besitzt noch eine weitere Dimension, die eine tiefe seelische Ebene berührt. Im gesunden Sinn nehmen wir etwas auf und bringen es kraft unserer Persönlichkeit auf ein höheres Energieniveau. Diese Energieanreicherung ist ein spirituelles Grundbedürfnis, das wir in einer sinngebenden Arbeit finden. Der Reichtum, der daraus folgt, unterliegt einer weiteren Gesetzmäßigkeit. Ob Christentum, Islam, Hinduismus oder Buddhismus, alle Religionen fordern uns auf, einen Teil unserer Überschüsse an Notleidende und Bedürftige weiterzugeben. Offensichtlich steht dahinter die grundlegende Menschheitserfahrung, daß wir Besitz und Macht nur durch großzügiges Denken genießen können. Beim Festhalten an Überaltertem beziehungsweise beim überstürzten Verabschieden von noch Notwendigem ist das Verhältnis von Nehmen und Geben gestört. Das Ergebnis sind gierige oder armselige Spinnen. Beiden ist der Reichtum verwehrt.

Ich möchte Sie einladen, Ihre innere Arachne kennenzulernen und den Teppich Ihrer Geschicke für die nächsten Tage mitzuweben. Diese kleine Übung können Sie als Schnellhilfe für Entscheidungen innerhalb von Minuten durchführen oder in Form einer ausgiebigen Visualisierungsübung einsetzen.

Atmen Sie tief durch und schließen Sie die Augen. Stellen Sie sich vor, Sie gehen in die Mitte eines Teppichs, in dem alle Erfahrungen eingewoben sind. Drehen Sie sich nun an diesem Punkt langsam im Kreis und betrachten Sie die Muster und Ornamente, die Ihr Lebensteppich aufweist.

Manche davon können Sie auf Anhieb erkennen, während Ihnen andere fremd erscheinen. Dennoch wissen Sie, daß alle Farben und Muster zu Ihnen gehören, daß sie Teil Ihres Lebens sind. Auch wenn Sie ein Ereignis intensiver berührt, bleiben Sie nicht stehen, sondern drehen Sie sich einfach langsam weiter und nehmen Sie alle Eindrücke wahr.

Gehen Sie nun an den Saumbereich Ihres Teppichs, dort wo sich Ihr Teppich weiterwebt. Hier sind Fäden, die Sie bereits seit Ihrer Geburt begleiteten, und solche, die irgendwo auf Ihrem Lebensweg begonnen haben. Hier kommen die unterschiedlichsten Fäden an die Saumstelle und finden ihren Platz.

Denken Sie nun an einen Wunsch, den Sie für Ihren nächsten Tag hegen, und greifen Sie aus einem Bündel von Fäden vor Ihnen einen heraus. Jeder dieser Fäden stellt eine Eigenschaft oder Fähigkeit dar. Wählen Sie den Faden rein nach Ihrem Gefühl aus und nehmen Sie einfach den, der Ihnen am besten gefällt.

Lassen Sie nun diesen Faden an die Saumstelle gleiten und beobachten Sie, wie er von Ihrem höheren Selbst, Ihrer Seele aufgenommen wird und an der geeigneten Stelle in Ihrem Teppich seinen Platz findet.

Betrachten Sie nun das Muster, das Ihre Seele für Ihren nächsten Tag vorsieht und welche Möglichkeiten Ihnen dieser persönliche Faden morgen bieten wird. Vielleicht kommt Ihnen dabei ein Satz in den Sinn. Schreiben Sie ihn auf und nehmen Sie ihn als Handlungsanweisung für Ihren nächsten Tag.

Wenn Sie Ihre Augen wieder geöffnet haben, können Sie als Ergänzung die Darmzonen an den Händen und an den Füßen mit einem Edelsteingriffel aus Bergkristall oder Landschaftsjaspis sanft durchmassieren.

Die Quelle – Sprudelnde Kraftquellen

Ohne Wasser gibt es kein Leben auf unserem Planeten. Unsere Zellen bestehen zu drei Vierteln aus Wasser und schwimmen in einem inneren Urmeer, das ihnen eine optimale Lebensgrundlage bietet. Verständlich, daß der Mensch alle Stellen, an denen dieses kostbare Naß zutage tritt, mit einer besonderen Verehrung bedachte. Im alten Griechenland waren Flüsse und Quellen Kinder der Erde und standen unter dem Schutz von Göttinnen und Nymphen. Diese förderten die Fruchtbarkeit von Pflanzen, Tieren und Menschen, unterstützten die Gebärfähigkeit, sorgten für gutes Wachstum und halfen bei der Geburt und der Ernte. Die Verehrung des lebensspendenden Wassers war von Dankbarkeit bestimmt und oblag ursprünglich den Frauen – als Göttinnen und Priesterinnen. Erst später übernahmen auch Männer in Gestalt von Fluß- und Meeresgöttern diese Rolle.

Eine der schönsten Quellengeschichten beschreibt Kallimachos in seinen Dichtungen:[143]

Als die Göttin Rheia den Zeus gebar, suchte sie Wasser, um sich und das Knäblein zu waschen. Aber alles Wasser war noch unter der Erde. »Und es sprach in ihrer Bedrängnis die hoch erhabene Rheia: ›Liebe Erde, gebier auch du! Leicht sind deine Wehen.‹ Sprach's die Göttin und hob in die Höhe den mächtigen Arm und schlug mit dem Stab an den Berg. Da trat er ihr weit auseinander, und es ergoß sich die gewaltige Flut.«

In der Edda wird von einer Quelle berichtet, die bei den Wurzeln des Weltenbaumes, der Yggdrasil, entspringt.[144] Die drei Schwestern, die an dieser Quelle wohnen – Urd, Werdandi und Skuld – bestimmen die Zeit des Menschen: Schicksal, Gegenwart und das, was wir unserer Zukunft schulden. In diese Quelle fallen unentwegt Haselnüsse der Inspiration. Also waren im nordisch-keltischen Kulturkreis Quellen auch Spender von geistigen Lebensimpulsen. Diese kommen besonders in den Momenten zum Vorschein, wenn wir uns in einem Zustand befinden, in dem Zeit und Raum scheinbar aufgehoben sind, wo der Augenblick zur Unendlichkeit wird und wir eins mit uns selbst sind. Diese Momente erleben wir beim Träumen und in der meditativen inneren Versenkung. Wenn wir Kinder beim Spielen zusehen, können wir beobachten, daß sie völlig in ihrem Tun aufgehen, und ganz besonders wird dies offensichtlich, wenn Kinder mit Wasser spielen.

Dazu kann ich mich gut an eine Quelle im Wald erinnern, zu der ich als Kind häufig mit dem Fahrrad fuhr. Dort konnte ich stundenlang gedankenverloren das Wasser aus der Quelle in neue Bahnen lenken, Kanäle anlegen, Dämme bauen oder einfach am Quelltopf sitzen und das Hervorsprudeln des Wassers genießen. In diesen Momenten gab es keine Zeit. Im Nachhinein kann ich sagen, dort war ich in tiefer Meditation eins mit meiner Seele. Auch heute noch setze ich mich gedanklich gerne an diese Quelle, wenn ich bei einem Vorhaben stocke und nicht mehr weiter weiß. Meistens ergeben sich danach Lösungen, an die ich nie gedacht hätte. Dann, so habe ich das Gefühl, sprechen die drei nordischen Schwestern des Schicksals und der Zeit mit einer Stimme.

Wasser ist in allen Kulturen das Sinnbild für die Seelentiefe, für das Unbewußte und meist sogar für die Seele selbst. Besonders im Traum steigen Impulse aus diesen Tiefen hoch. Dann kommen wir in Kontakt mit dem wäßrigen Element der Seele. In der Bibel finden wir einige Geschichten, in denen Traumdeutungen den Lauf von Herrscherhäusern bestimmten. Ob Josef den Traum des Pharao deutete[145] oder Daniel Auskunft über Nebukadnezars Traum gab[146] – in der Folge änderten sich die Lebens- und Herrschaftsgeschichten grundlegend. Doch auch in neuerer Zeit haben sich Träume als wegweisend erwiesen. So hatte der Chemiker August Kekulé im Traum seine Vorstellung von der Beschaffenheit des Benzolrings. Diese Erkenntnis war eine wesentliche Grundlage für die Erdölchemie.

Eine der schönsten Traumgeschichten wird in Sheherezades Reigen von 1001 Nacht erzählt. Sie weist uns darauf hin, die Tiefen der Seelengewässer ernstzunehmen:[147]

Nun wurde der Lastenträger Salim aus Damaskus bereits in der vierten Nacht hintereinander vom gleichen Traum geweckt. Darin forderte ihn eine Stimme auf, nach Basra zu reisen und unter dem zweiten Brückenpfeiler der großen Tigrisbrücke zu graben. Jedes Mal war er aufgewacht, geblendet von dem Schatz aus Gold und edlen Steinen. Aber jedes Mal mußte er beim Aufwachen erkennen, daß er der Taglöhner

Salim war, der mehr schlecht als recht sein Leben fristete. Zudem war er sich nicht sicher, ob ihm dies ein Dschinn einflüsterte oder ob es die Botschaft eines Engels war. So begab er sich in die Hände des Allmächtigen und machte sich auf die Reise. In Basra angekommen, erkannte er sofort die Brücke, die er in den Träumen gesehen hatte. Allerdings mußte er feststellen, daß die Brücke gut bewacht war und keine Möglichkeit bestand, dort unbemerkt zu graben. Trotzdem blieb er unter einem anderen Namen ein paar Tage in der Stadt. Dabei ergab es sich, daß er sich mit einem der Brückenzöllner anfreundete, dem er seinen Traum offenbarte. Dieser lachte ihn aus und hieß ihn einen Narren. Er hatte nämlich, so erzählte er, auch einen solchen Traum. Aber nie im Leben würde er nach Damaskus reisen und dort im Garten eines gewissen Lastenträgers Salim unter dem Feigenbaum graben, um dort einen Schatz zu heben. So schön ihn die Schätze auch anblinkten, er käme nie auf den Gedanken, einem Traum zu folgen. Als Salim dies hörte verabschiedete er sich, dankte dem Allmächtigen und begab sich unverzüglich nach Hause. Dort fand er unter dem Feigenbaum den Schatz, den er schon im Traum gesehen hatte und lebte zufrieden bis an das Ende seiner Tage.

Die Seelengewässer sind jedoch keineswegs immer nur verspielte Bächlein. Wie in manchen Gegenden, wo bei Hochwasser aus kleinen Rinnsalen unvermittelt reißende Sturzbäche werden, stehen auch wir manchmal vor den Herausforderungen, die sich aus den seelischen Fluten ergeben: Aus einem kleinen Mißverständnis wird handfester Ärger, Sorgen wachsen sich zu Ängsten aus und Enttäuschungen entgleiten in Richtung Zorn. Aber auch die Fluten von positiven Emotionen können uns wegspülen. Aus der Sympathie zu einem Menschen entwickelt sich eine Verliebtheit, die uns mit Haut und Haaren vereinnahmt, ein Vorhaben weckt in uns Stürme der Begeisterung, oder wir werden von einer Serie von Erfolgen mitgenommen.

Sowohl die problematischen als auch die positiven Emotionen können uns überfordern. Bei Wut, Angst, Sorgen oder Haß ist es offensichtlich, daß sie uns vergiften. Anders sieht es bei der Zuversicht, Verliebtheit oder Entschlossenheit aus. Es gibt genügend Beispiele, daß viele Lottogewinner nach einem Jahr ärmer sind als zuvor, daß aus Freude Übermut wurde oder daß Verliebte den Erwartungen eines dauernden Beziehungsglücks nicht gewachsen waren.

Wenn in vielen Mythen von einer Sintflut berichtet wird, können wir in der Menschheitsgeschichte nach belegbaren Fluten fahnden, die nach Meteoritenein-schlägen, Abschmelzen von großen Eismassen oder auch nur als jährlich wieder-kehrende Überschwemmungen stattfanden. Dies wäre aber nur eine Seite einer mög-lichen Realität. An den Lagerfeuern unserer Urahnen in den vorschriftlichen Zeiten wurden die Erfahrungen auf die seelisch bedeutsamen Zusammenhänge einge-dampft und diese Essenz in vielerlei Weise ausgeschmückt. So dürfte auch die bibli-sche Geschichte der Sintflut[148] als Ermahnung an ein gottgefälliges Leben entstan-den sein. Betrachten wir die biblische Sintflut aus einer sachlichen Perspektive, werden darin altbabylonische Motive weitererzählt. Denn schon lange vor der Niederschrift des Alten Testaments wurde ein Vorfall auf Tontafeln im Zweistrom-land verewigt, auf denen es heißt: »Die Flut brüllte wie ein Löwe und wie wilde Esel schrieen die Winde.«[149] Dieses Ereignis fand offensichtlich vor etwa 8.700 Jahren statt, als eine Landbrücke zwischen dem Marmarameer und einem 70 Meter tiefer gelegenen See brach.

Eine andere Interpretation zeigt uns die Edda.[150] Dort werden die unkontrollier-baren Wasser unserer Seelengründe dem Totenreich der Hel zugeordnet. Dem ger-manischen Verständnis nach sind wir dort als körperlose Seelen unseren Emotionen, Begierden, Sehnsüchten, Gedanken, aber auch Glücksgefühlen ungefiltert ausgelie-fert. So erfahren wir mit dem Sterben und dem Eintritt in die Hel eine Sintflut unse-rer eigenen Impulse. Diese seelische Dimension der Sintflut dürfte eine Erfahrung sein, die alles hinwegspült, was wir uns als Schutz vor unseren Seelentiefen geschaf-fen haben.

Die seelische Bedeutung des Wassers in Bezug auf unseren Körper finden wir bei den Nieren. Nierenstörungen deuten auf Probleme hin, die das persönliche Funda-ment erschütterten. Dies erkannten bereits die Begründer der chinesischen Akupunk-tur vor ein paar Tausend Jahren, die in ihrer traditionellen Medizin[151] die Nieren als die Quellen des Lebens bezeichneten. Ergänzend dazu hat die Blase die Bedeutung einer Grenzstation, wo sich die Körperflüssigkeiten sammeln.

Auch wir besitzen in unserem Kulturkreis eine lebhafte Organsprache, die uns an die seelischen Zusammenhänge der Organe erinnert: Wenn uns etwas »an die Nieren geht«, sind wir im Begriff, etwas Grundlegendes zu verlieren. Dies können wertvolle

Güter sein, gesellschaftliche Positionen, der Arbeitsplatz oder ein Partner, aber auch Ideale wie Freiheit oder Gerechtigkeit. Das gleiche ist bei Sachgütern der Fall. Beim Verlust erinnern wir uns in der Tiefe unserer Seele an die Momente der Liebe und Verbundenheit.[152]

Für die Aktivierung und zur Unterstützung Ihrer seelischen Wasserkräfte kann Ihnen die folgende kleine Übung ein ungeahntes Potential zur Verfügung stellen.

Gehen Sie einmal gedanklich an einen schönen sonnigen Platz in den Bergen, wo Sie sich wohlfühlen. Wie Sie nun einen Wiesenweg entlangschlendern, kommen Sie an einen kleinen Bach, der murmelnd vor Ihnen vorbeifließt. Gleich oberhalb sehen Sie, wie das Wasser zwischen den Felsen unter dem Wurzelwerk eines Baumes herausprudelt und wie es sich in einen kleinen Quelltopf ergießt. Ein paar Schritte weiter setzen Sie sich auf einen Baumstamm, der neben Ihrer Quelle liegt. Von hier aus haben Sie einen großartigen Blick auf Ihre Quelle.

Sie fühlen die Baumrinde an dem Platz, auf dem Sie sitzen, Sie riechen den moosigen Duft, der die Quelle umgibt, und Sie lassen einfach das Murmeln der Quelle auf sich wirken und sehen, wie immer wieder kleine Spritzer über die Steine hochgeschleudert werden, die dann in den Quelltopf zurückfallen.

Durch den Quelltopf ziehen Forellen, die nach Fliegen schnappen, Libellen stehen regungslos in der Luft, am Rande gleitet ein kleiner Frosch in das Wasser, und Sie genießen das Leben, das sich Ihnen an Ihrer Quelle bietet.

Füllen Sie nun Ihre Hände mit dem frischen Naß und benetzen damit Ihr Gesicht. Spüren Sie, wie die Kühle Ihre Lebensgeister weckt, wie Sie durch das köstliche frische Quellwasser belebt werden und Frische tanken.

Begleiten Sie nun Ihr Wasser auf seinem Weg und erleben Sie, wie Ihr Bächlein durch die Wiesen murmelt, wie die Sonne auf dem Wasser glitzert, und sehen Sie die großartige Vielfalt an Blumen, Heilkräutern und Bäumen, die an den Rändern wachsen und Sie auf Ihrem Weg begleiten.

Durch weitere Zuflüsse wird Ihr Bach breiter und tiefer, der nun an Kraft gewinnt und durch Wiesen und Auen mäandert.

So fließt Ihr Bach durch ein Dorf, wo Sie das geschäftige Treiben beobachten und genießen, wie seine Kraft ein Wasserrad bewegt.

Schon wird aus dem Bach ein Fluß, der zuerst kleine Boote und bald große Schiffe trägt. Ihr einstmals kleiner Bach wälzt sich nun als Strom durch das Land Richtung Meer. Auf dem Weg dorthin erleben Sie noch einmal seine gewaltige Kraft, als der Strom einen Wasserfall hinabdonnert.

Danach wird es ruhiger in seinem Lauf. Im Delta begegnen Ihnen dann die Gezeiten von Ebbe und Flut, und am Ende ergießt sich Ihr Strom vollends ins Meer, wo er und Sie mit ihm vom Großen Wasser aufgenommen werden. Es fühlt sich gut an, dort anzukommen, darin geborgen zu sein und die Unermeßlichkeit des Meeres zu ahnen, aus dem alles kommt und in das alles wieder zurückfließt.

In den Wolken, die darüber hinwegziehen, wird Ihr Wesen von der Sonne emporgehoben, und mit dem Regen über den Bergen beginnt ein neuer Kreislauf, der an Ihrer Quelle seinen nächsten Anfang nimmt.

Kommen Sie nun erfrischt von dieser Erfahrung zurück, öffnen Sie die Augen und beginnen Sie mit neuer Kraft Ihre nächste Aufgabe.

Sie können diese Übung noch durch eine weiche Massage der Nieren- und Blasenzonen an den Händen und an den Füßen mit einem Edelsteingriffel aus Chalzedon, Sodalith oder Turmalin unterstützen.

Der Baum – Stabil und aufrecht

Einst waren sie der Mittelpunkt des gesellschaftlichen Lebens in den Dörfern, die Linden, Eichen und die Kastanien. Unter ihnen wurden Hochzeiten gefeiert, Tote beklagt, Gericht gehalten und manchmal auch Urteile vollstreckt.

Ab dem Mittelalter holten sich dann die Hansestädte für den Schiffsbau die Eichen aus den Wäldern, holzten die Menschen für die Feuerung der Kessel in ihren Salinen ganze Landstriche leer, machten die Köhler große Wälder für die Eisenschmelzen zu Holzkohle. Dörfer wie auch Städte hatten einen unstillbaren Bedarf an Holz zum Bauen, Kochen und Heizen. Was dann noch übrigblieb, wurde schließlich von Autobahnen durchschnitten oder zu Fichtenplantagen aufgeforstet.

Wir waren aber keineswegs die ersten, die ökologischen Raubbau mit den Bäumen betrieben haben. Bereits die Phönizier haben die Zedern des Libanon für ihre Flotte abgeholzt, und die Griechen entwaldeten den Peloponnes. So ist von den Wäldern Griechenlands, von denen Homer berichtet, nurmehr das verkarstete Land vorhanden, das wir vom Urlaub kennen.

Dabei sind Bäume die größten und ältesten Geschöpfe auf unserem Planeten. Würden wir die Zeit von den ersten Bäumen vor etwa 370 Millionen Jahren bis jetzt auf einen Tag übertragen, dann wären die ersten 100 Millionen Jahre von 0:00 Uhr bis 6:30 Uhr auf unserer Baum-Uhr für die Sumpfwälder des Karbon reserviert. Von 6:30 Uhr bis etwa 20:00 Uhr dauerte die Zeit der »Nacktsamer« des Perm-Zeitalters. Davon haben bis heute etwa 700 Arten überlebt.[153] Neben dem seither unveränderten Ginkgobaum sind dies die meisten Nadelbäume. Um etwa 12:00 Uhr Mittags (vor ca. 180 Mio. Jahren) tauchen die Saurier auf, die nach fünf Stunden, um etwa 17:00 Uhr, die Erde wieder verlassen. Die nächste biologische Baumrevolution läßt um etwa 20:00 Uhr mit den »Bedecktsamern« den Großteil unseres heutigen weltweiten Baumbestandes entstehen. Um 23:45 Uhr oder vor 3,2 Millionen Jahren übt »Lucy« in Ostafrika den aufrechten Gang. Damit tritt der Vorläufer des Menschen auf den Plan. Das Bewußtsein des Menschen kommt allerdings erst vor etwa 80.000

Jahren auf. Da steht unsere Baum-Uhr 20 Sekunden vor 24.00 Uhr. – Und wir verfeuern die Kohleflöze und Ölvorkommen, die durch die Karbonwälder in 100 Millionen Jahren entstanden sind, innerhalb eines Wimpernschlags unserer Augen.

Bäume sind nicht nur in dieser Hinsicht unsere ältesten Begleiter. Auch als Individuen halten sie Altersrekorde, die Methusalem jung erscheinen lassen. So zählen einige Grannenkiefern an der Westküste Amerikas mehr als 4.500 Jahresringe, die sich Millimeter an Millimeter aneinanderschmiegen. Als ihr Samen aufging, wurde in Ägypten die große Pyramide gebaut, und es sollte noch 2.500 Jahre dauern, bis in Jerusalem ein unbequemer Prediger namens Jesus im Zuge von politischen Intrigen am Kreuz sterben wird.

Bäume sind noch in einigen anderen Disziplinen absolute Kandidaten für die Rekordbücher. Ob in der Größe, wo der Baum als Geschöpf nicht zu überbieten ist, oder in der Tiefe seiner Wurzelung, Bäume verdienen deutlich mehr Achtung. So bringen einige Mammutbäume im Westen Amerikas die unglaubliche Masse von mehr als 1.000 Tonnen auf die Waage, einem Gewicht, das etwa 100 ausgewachsenen Elefanten entspricht, und die Akazien in den Wüsten des Vorderen Orients senken ihre Wurzeln bis zu 80 Meter in den Boden.

Wir machen uns Sorgen um den tropischen Regenwald, weil er die Lunge unserer Erde ist. Aber mehr als ein Sauerstoff- und Rohstofflieferant ist uns der Wald auch nicht mehr wert. Dabei müssen wir den größten Verlust in unserer Seele beklagen, denn wir wissen nichts mehr mit den Bäumen anzufangen. So macht es uns auch nichts aus, daß innerhalb von ein paar Jahrzehnten etwa 97 Prozent der kalifornischen Redwood-Baumriesen aus reinem Profitstreben abgeholzt wurden und die Heldin der Bäume Julia »Butterfly« Hill meint, daß auch von den restlichen 3 Prozent nur ein einziges Prozent dieser bis zu 2.500 Jahre alten Bäume übrigbleiben wird.[154]

Aber Bäume haben den Menschen etwas zu sagen. Vor der Zeit, in der wir den Bäumen einen reinen Nutzwert zugestanden haben, war der Baum für unendlich viele Generationen das Sinnbild des Lebens schlechthin. So durchmaß nach der Edda[155] die Yggdrasil die altgermanische Welt in allen ihren drei Sphären: die der Götter und Helden, die der Menschen und die der Unterwelt, der Hel. Im Zentrum des biblischen Paradieses stand der Baum der Erkenntnis,[156] und viele Visionen und Gotteserfahrungen finden in Verbindung mit Bäumen statt. So erfährt Buddha seine

Erleuchtung unter einem Bodhi-Baum, und in der Offenbarung des Johannes ruft ein Engel: »Fügt dem Land, dem Meer und den Bäumen keinen Schaden zu.«[157] Wenn die Bäume ausdrücklich in der Bibel erwähnt werden, gehören sie zu den wesentlichen Elementen der Welt.

Eine Sage des klassischen Altertums[158] erzählt von Philomen und Baucis, einem alten Ehepaar, das gottgefällig lebte. Als eines Tages Zeus auf einer Erdenwanderung bei den beiden vorbeikam, wurde er, obwohl sie fast nichts besaßen, herzlich und gastfreundlich bewirtet. Am Ende fragte er sie, was ihr größter Wunsch sei. Sie antworteten, daß keiner des anderen Tod erleben solle. Als der Wein nicht leer wurde und ihr Gast plötzlich verschwunden war, wußten sie, daß ein Gott sie besucht hatte. Nach einem langen zufriedenen Leben, so erzählt die Sage, standen beide vor ihrer Hütte, als sie gleichzeitig in jeweils einen Baum verwandelt wurden, deren Wurzeln sich ineinander verschlungen.

Homer berichtet in seiner Odyssee[159] von der Rückkehr des Odysseus, bei der ein Baum eine zentrale Rolle spielt: Als der Held nach seinen Irrfahrten zu seiner Frau Penelope nach Ithaka zurückgekehrt war und er die Freier, die um seine Frau und das Königreich buhlten, erschlagen hatte, wartete eine letzte Prüfung auf ihn. Bevor sich Penelope ihm hingeben konnte, wollte sie sichergehen, daß es wirklich Odysseus war, der zurückgekommen war. So fragte sie ihn, ob er das Bett an einen anderen Platz rücken könne. Da, berichtet Homer, wurde Odysseus traurig und zornig zugleich, denn er hatte den Palast um einen Ölbaum herum gebaut, der im Boden seines Reiches wurzelte, und mit eigenen Händen das Bett gezimmert, dessen einer Pfosten dieser Baum war. Erst jetzt war der Weg frei für die »geweihte Vereinigung unter dem Schutz der Göttin, deren heiliger Baum der Ölbaum war: Athene.«[160]

Unsere Vorfahren, die Kelten, hatten eine besondere Beziehung zu den Bäumen. Ihr Jahr war in 13 Baum-Monate eingeteilt:[161] Zur Wintersonnenwende begann es mit der Birke, gefolgt von Weißdorn, Esche, Erle, Weide und Hagedorn, erreichte mit der Eiche die Sommersonnenwende und endete nach der Stechpalme, Haselnuß, Rebe, Efeu, Schilfrohr mit dem Holunder. Die Bäume waren den Göttern geweiht, ein Umstand der den Vertretern der Kirche im Zuge der Christianisierung höchst bedenklich erschien. Daher erließ die Kirche im 5. Jahrhundert ein Gesetz, das die

Anbetung von Bäumen verbot und die Missionare anwies, diese Bäume zu fällen. Bonifazius, der die Sachsen missionierte, erfüllte diese Order im Jahr 752 an der Donar-Eiche zu Geismar, ein Exempel, das er mit seinem Leben bezahlte.

Menschen in allen Zeitaltern und Kulturen haben die Bäume bewundert. Bäume sind höchst stabil und beweglich zugleich, stehen aufrecht und können sich in alle Richtungen biegen, und Bäume verbinden Himmel und Erde. Verständlich, daß der Baum als Sinnbild der inneren Aufrichtung gilt, die uns im Gegensatz zu den Vierfüßlern nach oben streben läßt. In unserem Körper erfüllt die Wirbelsäule diese Aufgabe.

Von den vielen Beispielen dynamischer Aufgerichtetheit hat mich ein Erlebnis auf Sumatra besonders fasziniert. Während einer Reise stieg ich dort mit einem Freund auf den Gunung Sibayak, einen aktiven Vulkan. Die Wanderung vom Fuße bis zum Kraterrand dauerte etwa drei Stunden und führte über einen lehmig-feuchten Dschungelpfad, der sich durch dichtes Blattwerk, über unregelmäßige Felsstufen und an Wasserfällen vorbeischlängelte. Trotz unserer Trekkingschuhe rutschten wir öfters aus. Oben angekommen, sahen wir neben dem grandiosen Ausblick, daß in dem Vulkankrater aus den kochenden Quellen Schwefel gewonnen wurde. In Bambusröhre gefüllt, wurde der Schwefel in 40 Kilo schweren Gebinden von den Männern auf ihrem Kopf den schlüpfrigen Pfad barfuß hinuntergetragen. Wenn ich unseren Abstieg vom Vulkan mit dem der Träger vergleiche, habe ich nach 25 Jahren noch immer eine Hochachtung vor der fast schon tänzelnden Behendigkeit, mit der die Männer diesen Parcours ohne Straucheln meisterten.

Leider kennen wir unsere Wirbelsäule meist von problematischen Erfahrungen. Hexenschuß, Ischias, Bandscheibenschäden, eingeklemmte Nerven oder steifer Nacken sind die körperlichen Seiten dieser Probleme. Doch auch die Seele meldet sich bei unserem Achsenorgan zu Wort. So kann eine schlimme Erfahrung jemanden »das Kreuz brechen«, wenn es an Selbstachtung fehlt, muß man »buckeln«, eine zu geringe Flexibilität kann uns »halsstarrig« erscheinen lassen und beim Gegenteil, wenn man zu häufig die Position wechselt, kann der Eindruck eines »Wendehalses« entstehen.

Andererseits sind es erhebende Momente, wenn wir gewahr werden, daß wir uns aufgerichtet fühlen und spüren, wie uns unsere Wirbelsäule trägt; wenn die innere

Weltensäule Yggdrasil unsere elementaren Welten mit den geistigen Ebenen verbindet. Am besten kommt dies in der indischen Lehre der Chakras zum Ausdruck. Das Basischakra am unteren Ende der Wirbelsäule steht für die bodenständige Energie der Elemente, und das Kronenchakra am Scheitel des Kopfes weist den Weg zum rein Spirituellen, zum göttlichen Funken – und beide gilt es zu verbinden.

Hierzu steht uns eine wunderschöne Meditation zur Verfügung, bei der Sie Ihren persönlichen Baum gedanklich wachsen lassen können.

Streichen Sie dazu bitte zuerst Ihre Wirbelsäulenzonen an den Füßen mit einem Edelsteingriffel nach oben. Hierzu eignen sich Griffel aus Aragonit, Schneeflockenobsidian oder Chalzedon. Ziehen Sie mit der Spitze des Griffels an jedem Fuß an der Innenseite etwa 10 - 15 Mal von der Ferse bis zum Nagelfalz des Großzehs. Folgen Sie dabei der Grenzlinie zwischen der Innenfläche und Oberseite der Füße. Wenn Sie ohne Edelsteingriffel entlangstreichen, dürfen Sie diese Zonen etwa 20 Mal bestreichen. Atmen Sie dabei während des Hochziehens ein und beim Zurückgehen wieder aus. Diese Übung dürfen Sie natürlich auch an den Händen entsprechend durchführen.

Setzen Sie sich nun möglichst gerade hin und atmen Sie langsam ein und aus, wobei Sie mit jedem Einatmen Ihren unteren Rücken mit Wärme und Entspannung füllen und bei jedem Ausatmen all Ihre Belastungen loslassen.

In dieser Atemweise dürfen Sie Ihre Unterlage spüren und wahrnehmen, wie Sie in Ihrem unteren Kreuz weicher und weiter werden – und dabei noch mehr entspannen.

Stellen Sie sich nun vor, wie sich aus Ihrer unteren Wirbelsäule Wurzeln bilden, wie sie nach unten sprießen, wie Ihre Wurzeln eintauchen in Raum und Zeit.

Achten Sie darauf, welche Farben und Formen Ihre Wurzeln entwickeln und wie sie Ihnen eine solide Basis geben. Folgen Sie Ihren Wurzeln gedanklich bis zum Mittelpunkt der Erde; bis zu den Anfängen – in der Gewißheit, daß Sie von der Erde gut getragen sind.

Lassen Sie nun bei jedem Ausatmen alles Belastende, Störende und Unangenehme durch Ihre Wurzeln abfließen und nehmen Sie bei jedem Einatmen frische, neue Energie aus den Ursprüngen von Zeit und Raum auf.

Versorgt mit diesen frischen und nährenden Energien, beginnt Ihr Baum zu wachsen. Aus einem kleinen Trieb bildet sich ein kräftiger Stamm, der in Ihrer Wirbelsäule nach oben strebt, der stabil und dennoch biegsam Ihre Wirbelsäule erfüllt und sich nach oben streckt.

Durch das Hochfließen der Säfte in Ihrem Baum beginnt Ihr Baum sein Astwerk auszubilden. In welche Richtungen führen Ihre Äste? Wohin greifen sie aus? Erleben Sie, wie sich Ihre Äste mit jedem Atemzug weiter verzweigen und ein dichtes Blattwerk entwickeln.

Betrachten Sie nun Ihren Baum. Wo ist er besonders gut ausgeprägt? Welchem Lebensbereich würde dies entsprechen und wo kann Ihr Baum noch besser entwickelt werden?

Während dessen dürfen Sie erleben, wie die Zweige an Ihrem Baum Knospen hervorbringen, die sich zu Blüten entwickeln. Betrachten Sie, wie schön es ist, eine solche Fülle und Farbenpracht zu besitzen. Genießen Sie den Duft, der daraus entströmt und Ihre Umgebung erfüllt.

Erleben Sie, wie Ihr Baum Früchte trägt, wie über Ihre Wurzeln Kraft in die Früchte fließt und wie sie von der Sonne angereichert werden, wie sie reif und saftig werden. Genießen Sie die Bekömmlichkeit Ihrer Früchte und ihren wunderbaren Geschmack.

Gehen Sie gedanklich nun noch einmal durch Ihren Baum und spüren Sie die innere Aufrichtung, Größe und Kraft, die Ihnen Ihr Baum schenkt.

Mit diesem Bild kommen Sie nun bitte wieder langsam zurück. Nehmen Sie dieses Bild mit allen Ihren Eindrücken in sich auf. Öffnen Sie nun langsam wieder die Augen – frisch und erholt – und bereichert durch Ihren Baum.

Das Rad – Zentrierte Fortbewegung

Mit der Entdeckung, daß sich runde Gegenstände leichter bewegen lassen als eckige, begann das vielleicht faszinierendste Kapitel der Menschheit. Auf diesem Prinzip aufbauend, wurde das Rad entwickelt. Seither gehört diese kulturelle Errungenschaft in unzähligen Varianten zu unserem Leben. Und selbst in unserer digitalen Welt stellt es nach wie vor den mächtigsten Impulsgeber für die gesamte Menschheit dar. Doch bevor Räder unter einem Gestell rollten und letztendlich als Fahrzeuge Verwendung fanden, waren Räder als Töpferscheiben in Gebrauch,[162] wie 6.000 Jahre alte Funde[163] aus dem Vorderen Orient beweisen. Doch auch in unseren Breiten finden wir reichlich Zeugnisse von entsprechenden Fähigkeiten. Die Kreisgrabenanlage von Goseck in Sachsen-Anhalt mit ihrer 7.000 Jahre alten Geschichte war von zwei Meter hohen Palisadenzäunen aus Holz umgeben.[164] Wie später in Stonehenge dürften auch hier unsere Urahnen bereits festgestellt haben, daß Baumstämme rollen. Wann jedoch der Mensch im Laufe seiner Entwicklungsgeschichte das Rotationsprinzip entdeckte, verliert sich in den Äonen der Altsteinzeit.

Vor etwa 10.000 Jahren aber, so scheint es, hatten wir es sehr eilig. Nach den vielen Tausenden von Jahren, in denen unsere Urahnen damit beschäftigt waren, sich im Tierreich durchzusetzen und mit Faustkeilen ihren Lebensunterhalt zu bestreiten, begann ein neues Zeitalter, die Mittelsteinzeit. Nun wurde das Beil erfunden,[165] unsere Vorfahren begannen, Haustiere zu zähmen, sie züchteten Pflanzen, schnitzten die ersten Wasserfahrzeuge aus Baumstämmen,[166] bahnten Bohlenwege durch unwegsames Moorgelände[167] und verfeinerten die Herstellung von Werkzeugen.

Spätestens mit dem Beginn der Jungsteinzeit vor etwa 7.000 Jahren hatten sich dann aus den wilden Horden hochentwickelte Sozialgemeinschaften gebildet, die mit ihrem Glauben an die Ahnen Bauten für die Ewigkeit errichteten. Mit den aufblühenden Hochkulturen begann ein Feuerwerk von Erfindungen. Können wir in der Zeit vor 5.500 Jahren nur ein paar Fahrspuren aus einem Megalithgrab vorweisen, so hatte der Mensch nur 500 Jahre später schon zwei verschiedene Achsenkonstruktionen zur

Verfügung, wie die gut erhaltenen Wagenachsen in einem norddeutschen Moorweg[168] zeigen. Die weiteren Erfindungen, wie der Kampfwagen in Mesopotamien und die Drehkonstruktionen für die Vorderachse in Mitteleuropa 1.000 Jahre später waren dann nur noch Meilensteine auf dem unaufhaltsamen Siegeszug des Wagens, der in unserer Zeit als Porsche oder Ferrari seinen Ausdruck findet.

Wenn wir das Entwicklungsbild vom Beginn her noch einmal nachzeichnen, versetzt es uns immer noch in Erstaunen, daß diese Erfindung zu einem solchen Erfolg geführt hat, denn es genügte beileibe nicht, Bäume in Scheiben zu schneiden, die dann rollen. In weiteren gedanklichen Schritten galt es, diese Scheiben um eine Achse drehen zu lassen, auf der Achse einen Wagenkörper zu befestigen und mit passenden Techniken eine Zugkraft vorzuspannen. Doch selbst dies alles genügte noch nicht für den Erfolg. Noch fehlte die Infrastruktur, geeignete Wege, auf denen die Wagen rollen konnten, und schließlich wäre ohne einen gesellschaftlichen Bedarf für einen Wagen selbst diese grandiose Erfindung folgenlos geblieben. An jedem dieser Faktoren hätte die Entwicklung von Rad und Wagen scheitern können.

Wir kennen einige Kulturen, die durchaus in der Lage waren, Räder zu fertigen, bei denen der Wagen aber keine Rolle spielte. So wurde in Mittelamerika als größtes Zugtier der Hund[169] eingesetzt. Allerdings haben die Hunde in den dortigen indianischen Hochkulturen keine Wagen gezogen, sondern Gestelle zum Hinterherschleifen, in die sie eingespannt wurden. Im bergigen Dschungelterrain waren solche Schleifen für den Warentransport deutlich besser geeignet als Wagen. Das gleiche gilt für die Kulturen in den Alpen, wo für den Transport Schlitten verwendet wurden.

Ohne die Autobahnen und Verkehrswege unserer Zeit war es für den steinzeitlichen Lastenverkehr deutlich einfacher, die Waren entweder auf dem Rücken von Tieren zu transportieren oder menschliche Lastenträger einzusetzen. Ein Wagen wäre auf den unwegsamen Pfaden nutzlos gewesen. Dies hat unsere Vorfahren vor 5.500 Jahren aber nicht daran gehindert, ein weit gespanntes Netz von Handelskontakten über ganz Europa und Asien zu entwickeln.

Daß aber unsere Vorfahren das Prinzip des Wagens kannten und ihn sogar bauen konnten, wissen wir von verschiedenen Terrakottamodellen von Wagen. Hier sind sich die Experten einig, daß diese Miniaturen ausschließlich religiöse und rituelle Funktionen hatten.

Die Fähigkeit, Dinge zu erfinden, wurde uns von der Evolution jedoch schon drei Millionen Jahre früher in die Wiege gelegt: Mit den Veränderungen am Bewegungsapparat, die uns den aufrechten Gang ermöglichten, wurden die oberen Gliedmaßen für den Werkzeuggebrauch frei. Dies war nach dem Anthropologen Sherwood Washburn[170] die treibende Kraft für die Entwicklung unseres Gehirns und der Ausgangspunkt für unseren Erkenntnisdrang.

Den Beleg für die Morgendämmerung der modernen Menschheit erhielten wir in Laetoli im Norden Tansanias in Form von Fußabdrücken, deren Ursprünge 3,6 Millionen Jahre zurückliegen. Damals machte eine dreiköpfige Familie unserer Ur-Urahnen einen Spaziergang über die gerade herabgeregnete Vulkanasche.[171] Durch eine Verkettung glücklicher Umstände blieben uns diese bemerkenswerten Fußabdrücke erhalten. Bemerkenswert sind sie nach dem Nobelpreisträger John C. Eccles in dreierlei Hinsicht: Zum einen beweisen sie einen geübten aufrechten Gang, der dem unseren völlig entspricht. Die Tatsache, daß der Hintere genau in die Fußstapfen des Vorderen trat, zeigt zum zweiten, daß unsere Urahnen mit einer bestens ausgeprägten Augen-Schritt-Koordination ausgerüstet waren, für die ein hochentwickeltes Nervensystem notwendig ist. Und schließlich offenbart uns die Art der Spurführung, daß die drei eine »menschliche« Beziehung hatten, denn es deutet alles darauf hin, daß das Kind an der Hand geführt wurde.

Wie Eccles ausführt, erforderte der Übergang von der Vierfüßigkeit zur Zweifüßigkeit zwangsläufig einen Umbau des Nervensystems. Vor allem aber wurden durch diese Gangart die Hände für andere Tätigkeiten frei, und dies wiederum setzte geradezu ein Feuerwerk an Gehirnentwicklung in Gang. Als mit dem Neandertaler und den ersten rituellen Bestattungen unser Bewußtsein dämmerte, hatte der Mensch bereits den Großteil seiner Entwicklung zum modernen Menschen abgeschlossen. Waren die Mitglieder unserer Urahnenfamilie vor 3,6 Millionen Jahre noch mit einem Gehirnvolumen eines Schimpansen von etwa 425 ccm ausgestattet, so betrug es beim Neandertaler bereits etwa dreieinhalb Mal so viel.[172] Dabei ist es im wesentlichen bis in unsere Zeit geblieben.

Wir gehen völlig selbstverständlich auf zwei Beinen. Dabei dürfen wir uns durchaus immer wieder bewußtmachen, daß genau diese Veränderung der Gangart nicht nur eine Umformung unserer menschlichen Gestalt bewirkte. Es ergab sich daraus ein entscheidender Wendepunkt für die Gestalt der gesamten Welt.

Sehen wir uns den menschlichen Zweifüßlergang einmal genauer an, dann stellen wir fest, daß Gehen ein höchst faszinierendes Wechselspiel von Spannungen mit der Schwerkraft im Raum ist.

Üblicherweise beginnt das Gehen damit, daß wir unseren Körperschwerpunkt vor unsere Unterstützungsfläche, unsere Füße, verlagern. Um nicht nach vorne zu fallen, belasten wir das Standbein, heben den anderen Fuß und setzen das Spielbein nach vorne. Mit dem Schwung, den wir dadurch gewinnen, belasten wir beim nächsten Schritt das vorhergehende Spielbein, das nun Standbein wird, mit unserem Körpergewicht. Der abwechselnde Einbeinstand erlaubt uns, das jeweils freiwerdende Bein nach vorne zu schwingen. Durch die rhythmische Wiederholung dieser Abfolge können wir uns gehend auf zwei Beinen fortbewegen.

Doch das Gehen ist keineswegs nur auf die Beine beschränkt. Die Gleichgewichtsverlagerungen werden vom gesamten Bewegungsapparat begleitet. Dazu aktivieren wir alle Muskeln von den Zehen über die Hüften bis zu den Schultern und Kopfhaltern. Selbst die Arme und Hände bis zum kleinen Finger werden zum Ausbalancieren des Gleichgewichts eingesetzt. Besonders schön ist dies beim indischen Tempeltanz und beim Tai Chi zu beobachten. Inzwischen haben auch unsere westlichen Wissenschaften erkannt, daß der Mensch in seiner Bewegung eine Einheit bildet. Die PNF-Techniken[173] der Physiotherapie nutzen diese Techniken mit großem Erfolg. Vor allem aber ist Bewegung ein Grundbedürfnis, das Freude macht und uns einen Lustgewinn beschert. Dies erleben wir beim unbändigen Bewegungsdrang der Kinder und beim Sport, der uns Menschen bis ins hohe Alter als Jungbrunnen begleitet.

Im gesamten Reigen all dieser Muskelaktivitäten verdienen zwei Muskeln beim aufrechten Gang unsere besondere Aufmerksamkeit: der große Gesäßmuskel, anatomisch Glutaeus Maximus genannt, und der Iliopsoas, der innere Hüftmuskel.

Den Glutaeus Maximus dürfen wir als unseren »menschlichsten« Muskel bezeichnen, denn er war derjenige, der uns die Aufrichtung vom Vierfüßler in den Zweibeinstand ermöglichte. Dieser Muskel ist es auch, den wir bei einem schönen Po bewundern.

Den Iliopsoas haben wir meist in einem kulinarischen Zusammenhang kennengelernt. Wer schon einmal ein Filetsteak oder einen Tafelspitz verspeist hat, ließ sich genau diesen Muskel vom Schwein oder Rind munden. Der Iliopsoas kommt von innen von der Vorderseite der Wirbelsäule und setzt an der Innenseite des Oberschenkels an. Damit überspannt er auf der Innenseite den gesamten Hüft- und Bauchraum. Er ist verantwortlich dafür, daß wir unser inneres Gleichgewicht bewahren. Der Iliopsoas steht in einer engen Beziehung zu unserer energetischen Steuerung. Man könnte ihn sogar als Pumpwerk für unsere Lebensenergie bezeichnen. Die Japaner siedeln in der gleichen Region, etwa zwei Querfinger unterhalb des Nabels, die Körpermitte, das »Hara«, an. Beim rituellen Suizid der Japaner, dem Harakiri, wird diese Steuerungszentrale der menschlichen Energie ausgelöscht.

Wenn wir beim Gehen unser Spielbein nach vorne setzen, drehen wir uns etwa einen Viertelkreis um unser Standbein. Da sich der Iliopsoas halb um den Oberschenkel windet und dort ansetzt, wird er dabei wie ein Gummiband gedehnt und speichert so diese Spannung. In der nächsten Phase des Schrittes, wenn wir unser ganzes Gewicht auf dieses Standbein verlagern, erhält dieses »Gummiband« die Gelegenheit, den Körper mit dem Spielbein schwungvoll auszudrehen. Zusätzlich erfolgt eine aktive Anspannung des Iliopsoas. Würden unsere anderen Muskeln diesen Schub nach vorne nicht ausbalancieren, würden wir richtiggehend nach vorne katapultiert. Damit stellt der Iliopsoas ein Energiekraftwerk für Leib und Seele dar.

Der Iliopsoas erfüllt auch eine interessante Funktion beim Spiel der Liebe. Wenn wir den linken und rechten Iliopsoas gemeinsam anspannen, kippen wir das untere Becken beim Schambein nach vorne und forcieren die Ausatmung. Auf diese Weise sorgen diese Muskeln für den Vorschub beim Geschlechtsverkehr. Unser Anatomielehrer hat daher den Iliopsoas als »Schnackslermuskel« bezeichnet, wobei »Schnackseln« im bayerischen Sprachgebrauch das Liebemachen im spielerischen Sinne bezeichnet.

Diese Funktion kann der Iliopsoas allerdings nur dann erfüllen, wenn er dynamisch entspannt ist. Leider finden wir viel zu häufig diesen Muskel in einer Dauerspannung. Abgesehen von Rückenbeschwerden, ergeben sich dann auch Schwierigkeiten, die Energiepotentiale im Hara zu aktivieren. Darüber hinaus ist dann auch die Becken-

beweglichkeit beim »Schnackseln« eingeschränkt, wodurch viel von der Lust verlorengeht, die dieses Spiel der Geschlechter beinhaltet.

Folgende kleine Übung ist dazu geeignet, das Hara und die Körpermitte zu stärken:
Stellen Sie sich vor, Sie wären ein Sumo-Ringer oder eine Meisterin in einer asia-
tischen Kampfdisziplin. Um Ihre Grundstellung einzunehmen, setzen Sie bitte Ihre
Beine schulterbreit fest verankert auf den Boden. Dabei drehen Sie Ihre Fußspitzen
etwas zueinander und federn mit leicht gebeugten Knien in Ihren Beinen. Dazu halten
Sie Ihren Oberkörper aufrecht, so als würden Sie von oben her von Seilen gehalten.

In dieser Grundstellung legen Sie Ihre Hände übereinander auf Ihr Hara kurz unterhalb Ihres Nabels und atmen mit ein paar ruhigen tiefen Atemzügen dort hin. Lenken Sie Ihren Atem so, daß sich Ihr Bauch bei der Einatmung nach vorne wölbt und
Ihre Hände leicht wegdrückt. Gleichzeitig werden Sie feststellen, daß sich Ihr Gesäß
nach hinten oben zieht.

Beim Ausatmen wird Ihr Bauch wieder flacher. Dabei läßt Ihr Gesäß wieder nach
und zieht Ihr Schambein nach vorne. Achten Sie bei jedem Atemzug ganz bewußt
auf diese Bewegungen und bleiben Sie im Oberkörper aufrecht.

Zur Verstärkung dieser Übung nehmen Sie beim Einatmen die Schultern nach
hinten und lassen Sie sie beim Ausatmen wieder nach vorne sinken.

Mit jedem Atemzug werden diese Bewegungen flüssiger und natürlicher, wobei
Sie irgendwann feststellen, daß Sie automatisch atmen und dabei immer mehr darauf
achten können, wie sich der Körper und Ihre Energie anfühlt.

Schließlich dürfen Sie diese Übung noch einmal steigern: Atmen Sie ganz bewußt
in dieser Atembewegung ein und lassen Sie bei der Ausatmung Ihr Becken zurük-
kfedern. Achten Sie darauf, was Sie dabei in Ihrem Körper spüren und wie es sich
anfühlt. Vielleicht kommen auch Gefühle zum Vorschein. Nehmen Sie sie einfach
wahr, ohne etwas damit zu machen. Unterdrücken Sie sie nicht, aber verstärken Sie
sie auch nicht, sondern lassen Sie diese Gefühle und Emotionen einfach da sein.
Dabei werden Sie merken, daß Sie jederzeit mit Ihrer Atmung die Intensität kontrollieren können.

Anschließend sollten Sie sich ein paar Minuten auf eine weiche Unterlage legen und gut zudecken. Spüren Sie den Energien nach, die Sie hier erlebt haben. Zur Verstärkung dieser Übung dürfen Sie in der Entspannungsphase die Reflexzonen des Becken-Hüftbereichs an Ihren Händen mit einem konstanten Druck halten. Diese Reflexzonen befinden sich an den Handgelenken. An den Kleinfingerseiten erreichen Sie die Hüftgelenke, wobei sich das linke Hüftgelenk an der linken Hand und das rechte Gelenk an der rechten Hand darstellt. An der Daumenseite der Handgelenke sind die Reflexzonen der Beckeninnenseite und der beiden Iliopsoasmuskeln. Auch hier gilt die Seitenverteilung entsprechend. Noch schöner ist es natürlich, wenn Sie sich von Ihrer Partnerin oder Ihrem Partner diese Zonen an den Füßen halten und massieren lassen.

Zum Abschluß können Sie diese Reflexzonen mit einem Edelsteingriffel aus Bergkristall sanft ausmassieren. Für den Iliopsoas hat sich besonders der Dumortierit bewährt, der auch als »take it easy«-Stein bekannt ist. Mit regelmäßigen Massagen erleichtern Sie die Arbeit dieser Muskeln, die so wichtig für unsere Energie und Lustfähigkeit sind.

Die Schlange – Vereinigung der Gegensätze

Vier Freunde sind auf einem peruanischen Waldpfad unterwegs nach Machupichu, als der letzte in der Reihe plötzlich aufschreit und wie eingefroren stehenbleibt. Einen Meter vor ihm hängt in Kopfhöhe regungslos wie ein kleiner Ast eine Schlange im Weg. Die anderen drei waren in einem Abstand von etwa zehn Zentimetern an der Schlange vorbeigegangen, ohne sie zu bemerken. Auf alle Fälle hat die Schlange die vorbeiziehenden Freunde weder als Beute noch als Bedrohung betrachtet. Sonst wäre diese Begegnung anders ausgegangen.

Schlangen haben äußerst feine Sensoren für Temperatur, Duftmoleküle und Erschütterung. Sie sind in der Lage, Wärmeunterschiede von 0,01 °C wahrzunehmen[174] und können damit Größe, Form und Entfernung eines Beutetieres bestimmen. Die Fähigkeit, Duftspuren aufzunehmen, ermöglicht den Schlangen zudem, ihren gebissenen Opfern zu folgen, bis sie verendet sind. Dies kann zu tragischen Ergebnissen führen, wie eine Geschichte aus Afrika zeigt:[175] »Zwei junge Farmer töten auf einem Jagdausflug eine weibliche Schwarze Mamba, die wohl gefährlichste Schlange Südafrikas. Um seine Frau im Scherz zu erschrecken, schlug der eine vor, ihr die tote Schlange ins Schlafzimmer zu legen. Beide schleiften also die Mamba hinter sich her, um sie über den Hintereingang in besagtem Gemach unterzubringen. Nach einiger Zeit betreten sie das Haus von vorn und schickten die Frau unter einem Vorwand ins Schlafzimmer. Doch der erwartete Entsetzensschrei bleibt aus! Als die beiden schließlich nachsahen, fanden sie die Frau, bereits tot, an der Tür liegend. Sie war von einer zweiten Mamba, einem Männchen, gebissen worden, das die Duftspur des toten Weibchen bis ins Schlafzimmer des Farmhauses verfolgt hatte...«

Schlangengifte sind hochkomplizierte Verbindungen mit mehr als 50 Einzelstoffen, die in verschiedenen Richtungen ihre todbringenden Wirkungen ausüben.[176] Neurotoxine blockieren die Impulsübertragung von den Nerven auf die Muskeln mit Atemlähmung und Herzstillstand. Hämotoxine führen in kürzester Zeit zu einer

Gerinnung des Blutes, das dann in den Adern wie Pudding geliert. Andere Schlangengifte wiederum können die Gerinnung verhindern, so daß die Opfer innerlich verbluten, wieder andere unterbinden die Sauerstoffaufnahme der roten Blutkörperchen und eine weitere Gruppe lähmt die körpereigene Abwehr.

So vernichtend Schlangen bei einem Biß sein können, so segensreich wirken sich ihre Gifte in der Homöopathie und in der Naturheilkunde aus. Schlangen haben gewaltige Regenerationspotentiale. Daher gelten gekochte Giftschlangen in der arabischen Welt seit jeher als Mittel für die ewige Jugend, und auch bei uns wurden im Allheilmittel des Mittelalters, dem »Theriak«, Schlangen verarbeitet. Diese Mischungen von Kräutern und anderen Bestandteilen wurden nach persönlichen Geheimrezepten hergestellt und von fahrenden Heilern verkauft. In neueren Forschungen und mehr als 40 Jahren Einsatz in der Naturheilkunde haben sich aufbereitete Schlangengifte für viele Krankheiten von Rheuma über Allergie bis hin zur ergänzenden Krebsbehandlung bewährt. Leider hat die deutsche Gesundheitspolitik 2003 dafür gesorgt, daß diese segensreichen Anwendungen der Schlangengifte den Betroffenen in Deutschland nicht mehr zur Verfügung stehen.

Mit ihren Giften haben sich die Schlangen in der Evolution Respekt verschafft. So ist es kein Wunder, daß sich um die Schlange unendlich viele Geschichten ranken. Kaum ein anderes Tier wird derartig abgelehnt, gefürchtet, gehaßt und verehrt. Die Schlange ist eines unserer intensivsten Symbole. Im alten Ägypten hat die Schlange die Götter begleitet und war ein Seelentier. Die Griechen haben sie dem Asklepios, dem Gott der Ärzte, beigeordnet. Seither ziert die Schlange den Äskulapstab, das Wahrzeichen der Ärzte und Apotheker. Die Römer hielten Äskulap so in Ehren, daß sie seine Schlange, die ungiftige Äskulapnatter, sogar nach Germanien mitnahmen. Der Ort Schlangenbad bei Passau zeugt noch heute von dieser römischen Importware, die als nützliche Rattenjägerin im Voralpenland heimisch wurde.

Bei den Indern sind wir fasziniert von den Schlangenbeschwörern, die mit ihren Flöten die Königskobra zum Aufrichten bringen. Da Schlangen taub sind, folgen sie nur den Bewegungen der Flöte. Schlangen sind dort allerdings gefährliche Begleiter im Alltag. Ein Viertel der weltweit etwa 40.000 tödlichen Schlangenbisse ereignen sich in Indien.[177] Ungeachtet dessen wird die Kobra als Reittier des Gottes Vishnu verehrt, und als eingerollte Schlange ist sie die Kundalini, eine gewaltige

Energie, die nur vorsichtig geweckt werden darf. Dann kann sie durch die Chakras[178] in der Wirbelsäule aufsteigen und im Zuge dessen dem Menschen zur Erlösung aus dem Rad der Wiedergeburten verhelfen. Der Hinduismus kennt dazu noch die »Nagas«, wohltätige Wesen, halb Mensch halb Schlange, die als Träger der Lebenskraft und Hüter von geistigen Schwellen die Menschen unterstützen.

In unserer nordischen Mythenwelt haben wir es mit der Midgardschlange zu tun. Diese Riesenschlange war die »Erdumgürterin«, die sich selbst in den Schwanz beißt, und sie stand für das unendliche Meer, das alles verschlingen und gleichzeitig immer wieder neu gebären kann. Auch die nachfolgenden Kelten hatten eine durchweg positive Beziehung zu Schlangen. Bridgit, die glückbringende Göttin für Mutterschaft und Familie, besaß einen schlangenumwundenen Kopf, und Cernunnos, der keltische Gott für die Zeugungskraft, Fruchtbarkeit und Lebenslust, wurde oft als Schlange mit einem Widderkopf oder mit Hörnern dargestellt.

Eine Symbolik, die über die Kulturen hinweg immer wieder auftaucht, ist die der Erneuerung der Lebenskraft, Wiedergeburt und des ewigen Lebens. Wie dies mit den Häutungen der Schlangen in Verbindung steht, erzählt eine schöne Geschichte aus dem Mythenschatz:

Als die Götter beschlossen, den Menschen die Unsterblichkeit zu schenken, schickten sie Hermes, den Götterboten auf die Erde. Er war schon eine Weile auf der Erde gewandert, da bekam er Durst. Als Gott fand er natürlich auch sofort eine Quelle mit frischem Wasser. Aber sowie er schöpfen wollte, kam die Hüterin der Quelle, eine Schlange, hervor, die ihn trotz seiner Verkleidung als den Götterboten erkannte. Sie ahnte, daß er eine wichtige Nachricht mit sich führte, die sie zu wissen begehrte. Jedes Mal, wenn er nun trinken wollte, hinderte sie ihn daran. So wurde er, das Wasser vor Augen, immer durstiger. Schließlich versprach sie ihm das köstliche Naß, wenn er ihr erzählte, warum er hier war. In seiner Not offenbarte er ihr das Geheimnis des ewigen Lebens: Sie brauche, sagte er, nur immer wieder ihre alte Haut abzustreifen. So erhielten die Schlangen das ewige Leben und nicht die Menschen.

Im Christentum ist die Schlange untrennbar mit dem »Sündenfall« verbunden, mit der Versuchung und dem Bösen. »Weil du das getan hast, bist du verflucht unter allem Vieh und Tieren des Feldes. Auf dem Bauch sollst du kriechen und Staub fressen alle Tage deines Lebens.«[179] Die Schlange sorgte bei Adam und Eva dafür, daß sie sich als Mann und Frau erkennen konnten. Ab da war die Sexualität nicht mehr nur ein animalischer Trieb, sondern eine bewußte Handlung. Wir könnten es auch so ausdrücken: Die aufsteigende Kundalini-Schlange erreicht aus dem Trieb kommend durch die Selbsterkenntnis das Gefühl, den Verstand und das bewußte Wahrnehmen unserer seelischen Impulse. Seither haben wir die Möglichkeit, daß die sexuelle Vereinigung von Mann und Frau nicht nur eine gymnastische Übung bleibt.

Das Symbol der Schlange vermittelt uns die Idee vom Werden, Vergehen und wieder Werden. Dies kommt am stärksten in der Fortpflanzung zum Ausdruck. Wenn die Franzosen den Orgasmus als »Petit mort« – als »kleinen Tod« bezeichnen, so trifft dies genau diese Idee. Die Organe, die dafür zuständig sind, finden wir im Unterleib.

Die Geschlechtsorgane bewirken mit ihren Hormonen die Ausprägung unserer geschlechtlichen Identität. Erschwerte früher die Doppelmoral den Menschen diese Aufgabe, so schafft heute die Übersättigung an aufreizenden Bildern und werbewirksamen Idealvorstellungen einen riesigen Erwartungsdruck und Unsicherheiten. In diesem Dschungel kann sehr leicht das eigene Bild vom »Frausein« oder »Mannsein« verlorengehen. Und daß die meisten Störungen der Geschlechtsorgane seelisch bedingt sind, ist durch wissenschaftliche Untersuchungen hinlänglich bekannt.

Hier wird wieder einmal deutlich, daß sich das größte Sexualorgan des Menschen nicht zwischen den Beinen, sondern zwischen den Ohren befindet. Das Gehirn ist die Instanz, wo die Lustempfindungen aus den Geschlechtsorganen mit einem Feuerwerk an Gefühlen verbunden werden. Dazu vermittelt unser Herz diese Energien von oben und unten in unser gesamtes Sein. So erleben wir im Orgasmus einen Zustand, wo wir mit dem Göttlichen in uns in Verbindung sind. Dies ist der Augenblick, in dem unser Selbst erschüttert wird. Je mehr wir in Liebe in uns selbst und in unsere Partnerin bzw. unseren Partner vertrauen können, desto intensiver erfahren wir diesen entrückten Zustand, in dem sich Raum und Zeit in Liebe auflösen.

Der Orgasmus hat die Funktion eines Kraftwerks, das in der Lage ist, das größte Energiepotential freizusetzen, das wir entwickeln können. Platon[180] erzählt uns dazu von einem Kugelwesen, das gleichzeitig aus Mann und Frau bestand und so mächtig wurde, daß es sogar die Götter herausforderte. Da teilte Zeus dieses Wesen mit seinem Blitz in Mann und Frau. Seither suchen sich die beiden Hälften und streben danach, die ursprüngliche Kraft wiederzugewinnen.

Dafür benötigen wir die Spannung, die aus der Polarität der Geschlechter entsteht. Viele Schwierigkeiten mit den Geschlechtsorganen lassen sich auf energetische Themen der Persönlichkeit zurückführen. Wenn Störungen diesem Hintergrundprogramm den Strom abdrehen, werden die Empfindungen der Sexualorgane abgeschaltet und bleiben auch bei intensiven Reizen unbeteiligt.

Leider gibt es kein Patentrezept, dieses Orgasmuskraftwerk zu aktivieren. Aber mit einfühlsamen Massagen an den Reflexzonen besitzen wir ein Werkzeug, diesem Ziel näherzukommen. In gegenseitigen Behandlungen können wir die Wahrnehmung für die Bedürfnisse des anderen schulen. Wenn es dann wieder spannend wird, entsteht ein Raum zwischen dem männlichen und dem weiblichen Pol, der sich mit Zuneigung und Liebe füllen kann.

Die folgende kleine Übung, die ich einer lieben Freundin, Iris von Stosch, abgeschaut habe, kommt aus dem Tantra. Damit können wir unsere Schlangenkräfte aktivieren und uns ihre Energien verfügbar machen. Ergänzt durch die Reflexzonen lockert diese Übung den Beckenboden, bringt unsere sexuelle Lebensenergie in das Herz und fördert die innere Bereitschaft zur Liebe. Diese Übung eignet sich hervorragend als Partnerübung. Sie entwickelt aber auch in Form einer meditativen Einzelübung die energetischen Qualitäten, die mit der Schlange verbunden sind: bessere Regeneration, höhere sexuelle Energie sowie mehr Lust am Leben und an der Liebe.

Bereiten Sie sich eine schöne Atmosphäre in Ihrem Wohnzimmer. Geben Sie dazu in Ihre Duftlampe ein angenehmes ätherisches Öl und breiten Sie auf Ihrem Boden eine Decke aus.

Legen Sie sich auf den Rücken und räkeln Sie sich in alle Richtungen. Schütteln Sie Ihre Beine aus und strampeln Sie damit in der Luft. Dann ziehen Sie Ihre Beine an und stellen die Füße auf. Ihre Partnerin (ich verwende durchgehend die weibliche Form für beide Geschlechter) kann jetzt Ihre Füße leicht halten.

Nun beginnen Sie tiefer und langsamer zu atmen, wobei Sie bei der Einatmung Ihr Becken auf den Boden drücken und beim Ausatmen wieder loslassen, so daß es von selbst etwas hochkippt. Folgen Sie bei den Beckenkippungen einfach Ihrem Atemrhythmus. Nach einer Weile dürfen Sie beginnen, mit Ihrem Atem und Ihren Beckenbewegungen zu spielen. Atmen Sie schneller und langsamer, tiefer und flacher – so wie es Ihnen im Moment gefällt. Dabei können Sie auch lachen, prusten, seufzen, gurren oder Ihr Ausatmen mit Tönen begleiten. Lassen Sie Ihrem Spieltrieb freien Lauf. Geben Sie Ihr Becken frei, überlassen Sie es den Bewegungen. Es kann nach oben schnellen, nach unten drücken oder rasch wie auch langsam wippen. Entdecken Sie spielerisch den Bewegungsradius Ihrer Beckenbewegungen. Achten Sie jedoch immer darauf, daß Sie beim Einatmen Ihr Becken nach unten kippen.

Diese Übung kann etwa 10 - 15 Minuten dauern. Danach bleiben Sie einfach ruhig auf dem Rücken liegen und spüren Ihrem Körper nach. Wo fließt besonders viel Energie? Wo ist Ihr Körper aufgeladen? Welche Gefühle melden sich? Sind Sie fröhlich, traurig, angeregt oder ruhig?

Ihre Partnerin kann Sie nun noch etwas unterstützen, indem sie auf der Mittellinie Ihrer Vorderseite mit einem Edelsteingriffel aus Rosenquarz oder Serpentin etwa 10 - 15 Mal vom Unterbauch nach oben zum Kinn streicht und anschließend damit die Reflexzonen Ihres Schlangenprinzips an den Füßen sanft massiert.

Danach bleiben Sie einfach entspannt liegen und wechseln die Rollen. Wenn Sie alleine sind, dürfen Sie sich selbst mit dem Edelsteingriffel diese Linie hochziehen und danach die entsprechenden Reflexzonen an den Händen massieren.

Zur Entstehung dieses Buches

Reflexzonen sind faszinierend. Sie spannen einen Bogen, der Körper und Seele gleichermaßen einbezieht. Dies habe ich bereits bei meinen ersten Gehversuchen mit den Reflexzonen vor mehr als 25 Jahren erkannt. Unsere Haut bildet dabei eine Grenzschicht, die innen und außen verbindet. Die Reflexzonen darauf sind die Botschafter zwischen den beiden Welten. Daher waren für mich die Reflexzonen schon immer auch ein westlicher Weg zur Seele, der über Atemtechniken gangbar ist. Dieses Anliegen habe ich bereits in meinen ersten Skripten vor mehr als 15 Jahren dargestellt.

Als ich vor etwa sieben Jahren eine indische Zeichnung von Füßen erhielt, auf denen hinduistische Symbole abgebildet waren, ahnte ich, daß sich hier ein Zugang eröffnete, den ich bislang noch nicht bedacht hatte. Die Symbole waren mir unbekannt, das System aber zeigte sehr klar, daß es sich um die Entsprechungen der Organe handeln müsse. Dies bildete den Zündfunken einer neuen Idee: Ich wollte die Organe unserem abendländischen Kulturverständnis entsprechend auf eine symbolische Weise in den Reflexzonen abbilden. (Für die Abbildung danke ich Silvia Stork.)

Doch welche Symbole waren dafür geeignet? Nach der ersten Begeisterung stellte sich sehr bald eine Ernüchterung ein. Es war viel komplexer, als ich es mir vorgestellt hatte. Hier halfen mir die intensiven Gespräche mit meinen Freunden. Ein weiterer Knoten löste sich durch das holotrope Atmen, das innere mentale Räume öffnete. Aus dieser kreativen Ursuppe ließen sich die wesentlichen Elemente herausfischen.

Nun begann die Recherchearbeit. Meine Schwägerin, Rosemarie Forstmeier, eine leider viel zu früh verstorbene Heimatschriftstellerin, meinte einmal, daß Schreiben 20 % Inspiration und 80 % Transpiration bedeute. Dies kann ich nach der schier endlosen Durchforstung von Bibliotheken, wissenschaftlichen Abhandlungen und Internetseiten bestätigen. Thomas Gutsche hielt mir bei allen meinen Recherchen die Zugänge zum Internet offen und sorgte für das Funktionieren der Computer. Als sich ein Rohentwurf abzeichnete, halfen mir meine lieben Freunde Christine Dammann, Gottfried Herrmann, Bianka Schorn, Anna Wolf, Matthias Noak und Annette Struck, die Inhalte zu sortieren und abzustimmen. Bei der Fertigstellung des Manuskripts waren mir schließlich Herr und Frau Hasch behilflich, die es auf Schreibfehler und Verständnislücken prüften. Zudem gaben mir York Hagmayer sowie Hansjörg und Heidrun Hagmayer wichtige Anregungen für die Sinnzusammenhänge, und schließlich ist es dem Neue Erde Verlag mit Herrn Andreas Lentz zu verdanken, daß Sie dieses Buch nun in den Händen halten können.

In dem gesamten Schreibprozeß hatte ich einen grandiosen Rückhalt durch meine Familie, ohne den dieses Werk nie hätte entstehen können.

Danke!

Quellen und Anmerkungen

1 Die Bedeutung dieses Sees erschließt sich bei der Beschreibung des Kessels (im Kapitel zum Magen).

2 Jüttemann, Sonntag, Wulf: *Die Seele Ihre Geschichte im Abendland* Vandenhoeck & Ruprecht, Göttingen 2005

3 William Harvey (1578 - 1657) beschrieb 1628 erstmals den Blutkreislauf. Seine Ansicht wurde von der damals herrschenden Medizin heftigst angegriffen. Die Lehrmeinung, die seit Jahrhunderten galt, nahm an, daß das Blut andauernd in der Leber produziert und durch Pulsieren der Blutgefäße in Bewegung gebracht würde.

4 Dieses chinesische Standardwerk der Medizin wird dem legendären »Gelben Kaiser Huang Ti« zugeschrieben, der 2700 v. Chr. gelebt haben soll. Verfaßt wurde das Nei Ching in der »Zeit der kämpfenden Reiche« (221 v. Chr. - 220 n. Chr.)

5 Archetypen sind Figuren der menschlichen Seele, die in allen Völkern vorkommen. Sie beschreiben grundlegende psychische Prinzipien, die in uns wirksam werden.

6 Hirsch, M., *Der Körper in der Psychoanalyse von heute*, Psychosozial-Verlag, Gießen 2002

7 Betz, O., *Des Lebens innere Stimme – Weisheit in Symbolen*, Herder Verl., Freiburg i. Br. 2001

8 Unter Reflexzonen versteht man Areale auf der Haut und den Schleimhäuten, deren Struktur, Farbgebung oder andere Merkmale Aussagen über Regulationsstörungen von Organen oder Körperstrukturen ermöglichen, wobei diese Zonen meist auch zur Behandlung Anwendung finden. aus: *Pschyrembel® Naturheilkunde und alternative Heilverfahren*, Walter de Gruyter Verlag, Berlin 2006

9 Krämer, C., *Keltische Heilkunst*, H. Bauer Verlag, Freiburg 2002
siehe auch die Dokumentation von 27.000 Jahre alten Felszeichnungen: http://www.stonewatch.de
Artikel v. 23.01.2006: Gronemeyer, R., Lamparter, W.E.: »*Die Felsbilder des Brandbergs/Namibia*«

10 Eccles, J. C.: *Die Evolution des Gehirns – die Erschaffung des Selbst*, Piper Verl. München 1989

11 Uthmeier, Th., *Zeitschrift Archäologie in Deutschland*, Ausg. 6/2005

12 Mania, D., »Ein Kultplatz vor 370.000 Jahren«, *Sonderheft Archäologie in Deutschland* 1998

13 Gebser, J., *Ursprung und Gegenwart – 1. Teil Die Fundamente der aperspektivischen Welt*, Novalis V. Schaffhausen 1978

14 Plato, Leges II 656 e

15 http://de.wikipedia.org/wiki/xia-dynastie

16 Die Kreisgrabenanlage von Goseck wurde vor ca. 7000 Jahren gebaut und etwa 700 Jahre lang genutzt. (http://www.n-tv.de 05.10.2005)

17 Der Bau von Stonehenge wurde vor ca. 5100 Jahren begonnen und in drei Bauphasen über einen Zeitraum von 1400 Jahren bis ca. 1700 v. Chr. gebaut und wurde etwa 100 Jahre nach Fertigstellung aufgegeben (http://de.wikipedia.org)

18 Krämer, C., a.a.O.

19 http://www.br-online.de/wissen-bildung/collegeradio/medien/geschichte/steinzeit/hintergrund

20 http://www.archaeologie-online.de

21 *Science*, Band 302

22 Krug, A., *Heilkunst und Heilkult – Medizin in der Antike*, Beck Verlag., München 1993

23 http://www.welt.de/print-welt/article380505/Weitere_Indizien_fuer_Mord_an_Oetzi.html (22.03.2002)

24 P.M. HISTORY, Gruner & Jahr, München Febr.2006

25 Caesar, *Der Gallische Krieg /Bellum Gallicum*, Artemis & Winkler, Düsseldorf 1999

26 Gadamer, Hans-Georg, *Über die Verborgenheit der Gesundheit*, Surkamp Verl., Frankfurt/M. 1993

27 Püschel, H., *Das deutsche Wort – Eine moderne Etymologie*, Selbstverl. München 2001

28 Mast, K., *Kommunikation in Weiß*, Junfermann V., Paderborn 1995

29 aus http://3sat.de/nano/astuecke/64246/ vom 29.03.2004

30 Gesundheitsbericht der Bundesregierung, Internet: http://www.gbe-bund.de

31 Sauer, B.:»*Glaubst Du an mich? Ich heile Dich!*«, Beitrag Institut für Publizistik, Freie Univ. Berlin 26.07.2004

32 NLP (Neuro-Linguistisches Programmieren) ist ein Modell, das uns erlaubt, unsere Wahrnehmung über die Kommunikation, insbesondere über die Sprache und andere Formen der Verständigung, zu beeinflussen.

33 Erickson, M., *Meine Stimme begleitet Sie überallhin*, Klett-Cotta, Stuttgart 1992

34 De Rosny, E., *Heilkunst in Afrika – Mythos, Handwerk und Wissenschaft*, Hammer Verl., Wuppertal 1998

35 Eccles, J.C. : *Die Evolution des Gehirns – die Erschaffung des Selbst*, a.a.O.

36 P.M. HISTORY, Gruner & Jahr, München Febr. 2006

37 Bibel, Psalter Kap. 31,9

38 Wied/Warmbrunn, *Pschyrembel Wörterbuch Pflege*, de Gruyter Verl., Berlin 2003

39 Kliegel, E., *Reflexzonenmassage an der Hand*, Haug Verl. Stuttgart 2001

40 von Uexküll, T., *Psychosomatische Medizin*, Studienausgabe 5. Aufl., Urban & Schwarzenberg, München 1997

41 von Uexküll, T., a.a.O.

42 von Uexküll, T., a.a.O.

43 Pischinger, A.: *Das System der Grundregulation*, 8. Aufl., Haug Verlag, Heidelberg 1990

44 Bischof, M.: *Biophotonen – Das Licht in unseren Zellen*, Zweitausendeins Verlag, Frankfurt/M. 1995
    Popp, F. A.: *Biologie des Lichts*, P. Parey V., Berlin 1984
    Popp, F. A.: *Neue Horizonte in der Medizin*, Haug V., Heidelberg 1984

45 Sheldrake, R.: *Das schöpferische Universum*, Goldmann V, München 1984

46 »Morphos« heißt griechisch »Gestalt« und »genetisch« leitet sich ab vom Lateinischen: »generare« – »hervorbringen«

47 Prochnow, J. R., »*Was ist ein Schwellenhüter?*«, Online-Artikel in http://www.info3.de/ycms

48 Moore, R., Gillette, D.: *König, Krieger, Magier, Liebhaber – Die Stärken des Mannes*, Kösel Verl. München 1992

49 Wunderlich, H. G., *Die Steinzeit ist noch nicht zu Ende – Eine Archäologie der menschlichen Seele*, Rowohlt, Reinbek 1974

50 Gadamer, Hans-Georg, *Über die Verborgenheit der Gesundheit*, a.a.O.

51 Kliegel, E.: *Reflexzonen – Landkarten der Gesundheit*, Naturheilkundl. Verlag E. Martin, München 1998

52 Moore, R.; Gillette, D.: a.a.O.

53 Anselm Grün, »Der Archetyp des Vaters«, *Deutsches Allgemeines Sonntagsblatt*, Nr. 38/2000

54 Ornstein, R. E., *Multimind*, Houghton Mifflin Co., Boston 1986

55 Hagmayer, Y., persönliche Gespräche, Göttingen, 2006

56 Hagmayer, Y., a.a.O.

57 Kotre, J, Der *Strom der Erinnerung – Wie das Gedächtnis Lebensgeschichten schreibt*, dtv, München 1998

58 Edelmann, G., *Unser Gehirn – ein dynamisches System*, Piper, München 1993

59 Edelmann, a.a.O.

60 Edelmann, a.a.O.

61 Hagmayer, Y., a.a.O.

62 Gengnagel, J.; Maya, Purusa und Siva, Harrassowitz Verl. 1996 und
    http://www.philolex.de/brahatma.htm (Stand 08/2007)

63 Platon, *Das Höhlengleichnis*, Bibliothek der Provinz Verlag für Literatur und Kunst, Berlin 1998
    und http://www.susannealbers.de/03philosophie-platon-hoehle.html (Stand 08/2007)

64 Norman, D.A., *Twelve issues for cognitive science*, Erlbaum Ass., Hillsdale 1981

65 Popper, K. R., Eccles, J.C., *Das Ich und sein Gehirn*, Piper Verl., München 1982

66 www.uni-bonn.de/Die_Universitaet/Museen/ Aegyptisches_Museum Stand 08.01.2006

67 http://de.wikipedia.org/wiki/Horus Stand 08/2007

68 http://www.selket.de/findigmumie.htm Stand 08/2007 und
    http://www.judithmathes.de/aegypten/totkult/mumien.html#arznei Stand 08/2007

69 aus http://www.wackerart.de/philosophie.html 08.01.2006

70 Eccles, J. C., a.a.O.

71 Hubel, D. H., *Auge und Gehirn – Neurobiologie des Sehens*, Spektrum Verl., Heidelberg 1988

72 Eccles, J. C., a.a.O.

73 http://www.computervisualistik.de Forschungen der Universität Magdeburg
    http://de.wikipedia.org/wiki/Mustererkennung (Stand Jan.08)

74 http://db.swr.de/upload/manuskriptdienst/wissen/311.rtf Neuronale Netze Autor: Holger Bruns Sendung: Montag, 18. Juni 2001, 8.30 Uhr, SWR 2

75 http://www.informatik.hu-berlin.de/Forschung_Lehre/algorithmenII/Lehre/SS2004/Biometrie/
    09Ueberwindung/Ueberwindung Hein, S., Mahrla, M.: Überwindungsszenarien für biometrische
    Systeme 18.10.04 (Stand 08/2007)

76 Cowley, Geoffrey. »The biology of beauty«, *Newsweek*, 1996 siehe auch
    http://www.uic.edu/classes/orla/orla312/TeethBeautyBiologyHealth.htm Teeth, Beauty, Biology and
    Health (Stand 08/2007)

77 http://www.uni-protokolle.de/nachrichten/id/50214/ Schwarzer,G., Korell, M.: Das Durchschnittsgesicht als Testobjekt Eberhard-Karls-Universität Tübingen 09.06.1999 (Stand 08/2007)

78 http://seminarserver.fb14.uni-dortmund.de/metz-goeckel/P_Soz/P_Soz1.pdf (Stand Jan. 08)

79 Instrumentalkundlich sind die Instrumente König Davids (Genesis 4, 21) als Leiern, während die
    Sumerer bereits Harfen besaßen, die rechtwinklig zum Körper stehen und mit beiden Händen gespielt
    werden können.

80 2 Sam. 6,5

81 Lautenbach, F., *Der keltische Kessel – Wandlung und Wiedergeburt in der Mythologie der Kelten*,
    Urachhaus, Stuttgart 1991

82 http://harpsaroundireland.com/history/ Stand 08/2007

83 Lautenbach, F., a.a.O.

84 Lowen, A., *Bio-Energetik – Therapie der Seele durch Arbeit mit dem Körper*, Rowohlt, Hamburg 1989

85 Erickson, M., *Meine Stimme begleitet Sie überallhin*, Klett-Cotta, Stuttgart 1992

86 *Die Edda – Götterdichtung, Spruchweisheit und Heldengesänge der Germanen*. Diederichs Gelbe Reihe Europa Band 140. Übertragen von Felix Genzmer, Eugen Diederichs. München 1997

87 Püschel, H., a.a.O.

88 NLP – siehe Anm. 32

89 Diesen Gedanken hat Hans Vaihinger bereits 1911 in seiner *»Philosophie des Als Ob«* ausformuliert.

90 http://www.spiegel.de/sptv/magazin/0,1518,224197,00.html

91 Wilson, F. R.: *Die Hand – Geniestreich der Evolution*, Rowohlt Taschenbuch Verl., Reinbek 2002

92 Wilson, F. R., a.a.O.

93 James, T., Woodsmall, W.: *Time Line – NLP-Konzepte zur Grundstruktur der Persönlichkeit*, Junfermann, Paderborn 1991

94 Lowen, A.: *Bio-Energetik*, Rowohlt TB, Reinbek 1988

95 Schwind, P.: *Alles im Lot*, Goldmann Verl., München 1985
    Rolf, I.: *About Rolfing and Physical Reality*, Harpers and Row, New York 1978

96 Boyesen, G.: *Über den Körper die Seele heilen*, Kösel Verl., München 1987

97 http://www.kriegsreisende.de

98 Jochen Schimmang, Deutsches Allgemeines Sonntagsblatt, Nr. 40/1999

99 Die Informationen über die Amazonen entstammen dem höchst interessanten Internetbeitrag in www.harfners.net

100 http://sungaya.de/schwarz/christen/todsuende.htm (Stand 08/2007)
    Klatt, M.: http://www.efg-hohenstaufenstr.de/downloads/bibel/todsuenden.html 10.10.2002; letzte Änderung: 01.07.2007

101 Huber,W.: http://www.ekd.de/vortraege/huber/2004_08_25_rv_marktkirche_moralische_reden.html
    Die Tugend des Glaubens und http://www.theologie-heute.de/der_katechismus.html (Stand 08/2007)

102 Suzuki, D, *Der westliche und der östliche Weg*, Herder, Berlin 1988

103 Cleary, T., *The Art of War*, Shambala Publication Ed., Boston/ Mass. 1988

104 Cleary, T., *Mastering The Art of War*, Shambala Publ. Ed., Boston/Mass. 1989

105 Porkert, W., *Die theoretischen Grundlagen der chinesischen Medizin*, Hirzel V., Stuttgart 1982

106 Lautenbach, F., a.a.O.

107 Lautenbach, F., a.a.O.

108 Hutzl-Ronge, B., *Quellgöttinen, Flussheilige, Meerfrauen – Mythen, Sagen und Sternzeichen zum Wasser*, Verl. Frauenoffensive, München 2002

109 Hutzl-Ronge, B., a.a.O.

110 Schöner, E.: *Das Viererschema in der antiken Humoralpathologie*, Steiner, Wiesbaden 1964

111 Sanguis (lat. = Blut), Cholera (griech.: chol = Galle), Melancholera (griech.: mela = schwarz), Phlegma (griech. phlegma = Schleim)

112 Kliegel, E.: *Reflexzonen – Landkarten der Gesundheit*, a.a.O.

113 Kliegel, E.: *Reflexzonen – Landkarten der Gesundheit*, a.a.O.

114 http://www.heiligenlexikon.de

115 Matthäus 14, 22-33

116 siehe Anm. 32

117 Porkert, W., a.a.O.

118 Genesis 3, 24

119 Lukas 2,10

120 Schipperges, H., *Die Welt der Engel bei Hildegard von Bingen*, Herder Verl., Freiburg i. Br. 1995

121 Wolff, U., *Alles über Engel*, Herder Verl., Freiburg i. Br. 2001

122 Grün, A., *Jeder Mensch hat einen Engel*, Herder Verl., Freiburg i. Br. 1999
siehe auch Heidtmann, D., *Die Engel – Grenzgestalten Gottes*, Neukirchener Verl., Neukirchen 1999

123 Hase, C. A., *Gnosis oder protestantisch-evangelische Glaubenslehre für die Gebildeten in der Gemeinde wissenschaftlich dargestellt*, Breitkopf & Härtel, Leipzig 1869

124 Wolff, U., a.a.O.

125 Guardini, R., Schwarz, R. (Hrsg.) *Der Engel. Drei Ansprachen in Betendes Werk – Ein Zeitbuch*, 1938

126 Numeri 22, 23

127 Jung, C. G., *Die Archetypen und das kollektive Unterbewußte*, Walter Verl., Olten 1976

128 Grün, A., a.a.O.

129 Taylor, T. L., Warum *Engel fliegen können – Lichtvolle Kontakte mit unseren Schutzgeistern*, Goldmann, München 1990

130 Wolff, U., a.a.O.

131 Porkert, W., a.a.O.

132 Goethe, J.W. von; *Faust*, Beck Verl., München 2005

133 Frick/Leonhardt: *Taschenlehrbuch der gesamten Anatomie*, Thieme, Stuttgart 1992 siehe auch Silbernagel, *Taschenatlas der Physiologie*, Thieme, Stuttgart 2001

134 www.br-online.de/umwelt-gesundheit/thema/glaube/praxis.xml Stand 8/2007
Hennig, J.: *Psychoneuroimmunologie – Verhaltens- und Befindenseinflüsse auf das Immunsystem bei Gesundheit und Krankheit*, Hogrefe Verl., Göttingen 1998

135 http://www.charite.de/psychosomatik/pages/forschung/groups/psy_neuroim/ (Stand 08/2007)

136 http://www.sungaya.de/schwarz/griechen/arachne.htm »Das Schwarze Netz« (Stand 08/2007)

137 www.3sat.de/nano/cstuecke/99542/index.html nano online vom 13.02.2001 (Stand 08/2007)

138 http://de.wikipedia.org/wiki/Moiren (Stand 08/2007)

139 http://de.wikipedia.org/wiki/Norne (Stand 08/2007)

140 *Die Edda*, Übertragen von Felix Genzmer. Eugen Diederichs Verl., München 1997

141 GALT (gut associated lymphoid tissue) – darmbezogenes lymphatisches Gewebe – siehe auch *Pschyrembel®, Klinisches Wörterbuch*, 260. Aufl., de Gruyter, Berlin 2004 und http://www.ced.uni-mainz.de/ ced.htm

142 Kliegel, E., *Reflexzonen – Landkarten der Gesundheit* a.a.O.

143 Howald, E., Staiger, E.: (Übers.): *Die Dichtungen des Kallimachos*, Artemis-Verl., Zürich 1955

144 *Die Edda*, a.a.O.

145 1. Mose 41

146 Daniel 4

147 *Tausendundeine Nacht*, übersetzt von Claudia Ott, Beck Verl. München 2004

148 Genesis 6 - 8

149 Haarmann, H.: *Geschichte der Sintflut*, Beck Verl., München 2003

150 Kalweit, H.; *Das Totenbuch der Germanen, Die Edda – Der spirituelle Kosmos eines wilden Volkes*, AT Verlag, CH Baden 2001

151 Porkert, a.a.O.

152 Kliegel, E., *Reflexzonen – Landkarten der Gesundheit*, a.a.O.

153 Höhler, G., *Bäume des Lebens – Baumsymbole in den Kulturen der Menschheit*, DVA Stuttgart 1985

154 http://www.weibliche-stimme.de/texte/nr4/juliahill.shtml (Interview mit Julia Hill von Claudia Hötzendorfer) (Stand 08/2007)

155 *Die Edda*, a.a.O.

156 Genesis 2.9

157 Offenbarung des Johannes, 7.3

158 Schwab, G., Eigl, K., *Die schönsten Sagen des klassischen Altertums*, Südwest Verl., München 1955

159 Schwab, G., Eigl, K., a.a.O.

160 Höhler, G., *Bäume des Lebens*, a.a.O.

161 Höhler, G., *Bäume des Lebens*, a.a.O.

162 http://www.ideafinder.com/history/inventions/wheel.htm (Stand 08/2007)

163 Burmester/Fansa, *Rad und Wagen – Der Ursprung einer Innovation*, Landesmuseum für Natur und Mensch, Oldenburg, Philipp von Zabern Verl., Mainz 2004

164 www.praehist.uni-halle.de/goseck/goseck.pdf (Stand 08/2007)

165 http://www.geschichte-schweiz.ch/steinzeit.html (Stand 08/2007)

166 http://www.fortunecity.de/lindenpark/wittgenstein/30/VerkehrswesenderUrzeit.html (Stand 08/2007)

167 Metzler A., *»Berichte zur Denkmalpflege in Niedersachsen 1/97«*, Niedersächsisches Landesamt für Denkmalpflege, Hannover, auch einsehbar in http://www.urgeschichte.de/artikel/moorarch.htm

168 Burmester/Fansa, a.a.O.

169 Burmester/Fansa, a.a.O.

170 Washburn, S. L., *»Tools and Human Evolution«* *Scientific American,* Nr.3/1960
siehe auch Wilson, Frank, R., *Die Hand – Geniestreich der Evolution*, a.a.O.

171 Eccles, a.a.O.

172 Eccles, a.a.O.

173 PNF = Propriozeptive Neuro-Facilitation – eine physiotherapeutische Methode, die das gesamte Muskelsystem funktionell körperübergreifend beübt.

174 Schlüter, A., *»Mythos Schlange«, Stuttgarter Beiträge zur Naturkunde*, Serie C -Heft 41, Stuttgart 1997

175 Engelmann, W. E., Obst, F., *Mit gespaltner Zunge – Aus der Biologie und Kulturgeschichte der Schlangen*, Edition Leipzig, Leipzig 1981

176 Diesing, W., *Schlangen-Reintoxine und ihre Bedeutung für die Heilkunde*, Institut für experimentelle Tierforschung, 3. Aufl., Georgensgmünd 1993

177 Schlüter, A., a.a.O.

178 Chakras sind Energiezentren im Körper, die unsere körperlichen, psychischen und seelischen Lebensfunktionen steuern.

179 Genesis 3.14

180 In Platons Symposium erzählt Aristophanes diese Geschichte.

Landkarten der Gesundheit

Ewald Kliegel hat uraltes Wissen und neueste Erkenntnisse zusammengeführt. Daraus entstanden die Landkarten der Gesundheit, ein Tafelwerk, das unserer Körperoberfläche, der Haut, neue Bedeutungen gibt. Dieses Reflexzonen-Basis-Set soll Ihnen helfen, Ihre Gesundheit im wahrsten Sinne zu begreifen. Die Tafeln bieten Ihnen Orientierung bei Wohlfühlbehandlungen und in therapeutischen Anwendungen. Sie geben Ihnen Anhaltspunkte, wo Sie mögliche Störungen finden, damit Sie Ihre Gesundheit ganzheitlich verbessern können. Ein Muß für alle Berufe in Therapie, Pflege und Kosmetik – und eine notwendige Ergänzung, die in keiner Hausapotheke fehlen sollte.

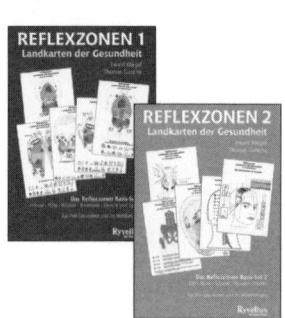

Ewald Kliegel, Thomas Gutsche

Reflexzonen 1 – Landkarten der Gesundheit

Für Ihre Gesundheit und Ihr Wohlbefinden

5 farbige Tafeln mit 16-seitigem Begleitheft in Mappe, Din A5

ISBN 978-3-89060-473-2

Reflexzonen 2 – Landkarten der Gesundheit

Für Ihre Gesundheit und Ihr Wohlbefinden

5 farbige Tafeln mit 16-seitigem Begleitheft in Mappe, Din A5

ISBN 978-3-89060-253-0

Ganz einfach zum Geburtszahl-Horoskop

Das Numeroskop ist eine einfache geometrische Figur, in welche die Zahlen des Geburtstages einer Person eingetragen werden. Im Nu hat man eine komplexe Figur, aus der man mit Hilfe der Deutungen im Buch bald eine vielschichtige Persönlichkeitsanalyse herauslesen kann. Das Buch ist sehr übersichtlich aufgebaut und enthält Arbeitsblätter für die direkte und einfache Umsetzung. Noch einfacher geht es mit einem Auswertungsprogramm im Internet unter www.neueerde.de.

Zahlen sind Symbole, die uns erlauben, der Persönlichkeit auf die Schliche zu kommen. Was das Horoskop erst nach aufwendigen Berechnungen herausfindet, schafft das Numeroskop sozusagen im Spiel: Der Geburtstag eines Menschen
zeigt dessen Charakter mit seinen Stärken und Schwächen. Seien Sie also nicht überrascht, wenn Ihnen ein paar Aha-Erlebnisse Klarheit in so manche Verwirrung bringen.

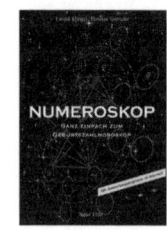

Ewald Kliegel,Thomas Gutsche

Numeroskop

Ganz einfach zum Geburtszahlhoroskop

Paperback, 96 Seiten, teils farbig, Diagramme und Auswertungsbögen

ISBN 978-3-89060-249-3

Tiefe Berührung mit Heilkräften

Edelstein-Massagen verbinden die Vorzüge des Massierens, die intensive Berührung, mit den Vorzügen der Steinheilkunde, der harmonisierenden Heilkraft der Steine. Daraus ergeben sich sanfte, aber wirkungsvolle Heilweisen – in unterschiedlichster Art.

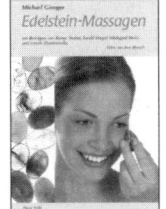

Michael Gienger
Edelstein-Massagen
Mit Beiträgen von R. Strebel, Ewald Kliegel, H. Weiss und Ursula Dombrowsky
Paperback, 160 Seiten, durchg. farbig, 290 Abb.
ISBN 978-3-89060-082-6

Körperarbeit mit Einfühlung und Intuition

Das Berühren und Berührt-Werden sind für die seelische und körperliche Gesundheit von großer Bedeutung, das beweisen moderne neurobiologische Forschungen. Marion Rosen wußte das schon als junge Frau. Daher hat sie eine Art der Körperarbeit entwickelt, mit der sie unterdrückte, im Körpergedächtnis festgehaltene Gefühle befreien will. Sie geht dabei äußerst behutsam und respektvoll vor. Durch Berühren und einfaches Auflegen der Hände bewegt sie die Menschen sanft dazu, sich zu lösen, und begleitet sie achtsam auf ihrem Weg der Selbstentdeckung.

In diesem außergewöhnlichen Buch wird klar und einleuchtend und anhand vieler Beispiele und Erlebnisberichte von Marion Rosen eine intuitive, sanfte Körperarbeit vorgestellt, die über die Berührung des Körpers die Seele erreicht – und befreit.

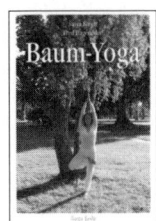

Marion Rosen *mit Susanne Brenner*
Die **Rosen-Methode**
Den Körper berühren, die Seele erreichen
Paperback, 128 Seiten, Überformat 12 x 17 cm
ISBN 978-3-89060-252-3

Verwurzelt und himmelwärts offen wie ein Baum

Die Wirkung von Yoga kann gesteigert werden, wenn wir die Übungen unter oder in der Nähe von Bäumen ausführen, so daß ihre Ausstrahlung einen unterstützenden Einfluß auf die Übungen hat. Praktiziere Yoga unter einer Eiche, und die Stärke und Entschlossenheit dieses Baumes werden dich aufladen; oder unter eine Buche, was deine Disziplin und Klarheit erhöhen wird.
Doch jeder Baum wird überdies eine Einladung an deine Herzenskräfte sein, ihm Dank und Segen zurückzugeben.

Sataya Singh, Fred Hageneder
Baum-Yoga
Paperback, 160 Seiten, S/W Abbildungen
ISBN 978-3-89060-247-9

Bücher von NEUE ERDE im Buchhandel

Im deutschen Buchhandel gibt es mancherorts Lieferschwierigkeiten bei den Büchern von NEUE ERDE. Dann wird Ihnen gesagt, dieses oder jenes Buch sei vergriffen. Oft ist das gar nicht der Fall, sondern in der Buchhandlung wird nur im Katalog des Großhändlers nachgeschaut. Der führt aber allenfalls 50% aller lieferbaren Bücher. Deshalb: Lassen Sie immer im VLB (Verzeichnis lieferbarer Bücher) nachsehen, im Internet unter **www.buchhandel.de**

Alle lieferbaren Titel des Verlags sind für den Buchhandel verfügbar.

Sie finden unsere Bücher in Ihrer Buchhandlung oder im Internet unter **www.neueerde.de**

Bücher suchen unter: **www.buchhandel.de**. (Hier finden Sie alle lieferbaren Bücher und eine Bestellmöglichkeit über eine Buchhandlung Ihrer Wahl.)

Bitte fordern Sie unser Gesamtverzeichnis an unter

NEUE ERDE GmbH
Cecilienstr. 29 · D-66111 Saarbrücken
Fax: 0681 390 41 02 · info@neueerde.de

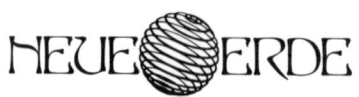